D1746155

Mit freundlicher Empfehlung

Hoechst Marion Roussel

Hoechst

Hoechst Marion Roussel
Das Pharma-Unternehmen von Hoechst

Hartmut Siemes

Die neuen Antiepileptika

Hartmut Siemes

Die neuen Antiepileptika

Anwendung bei Erwachsenen und Kindern

2., überarbeitete und erweiterte Auflage

Mit 44 Tabellen

Blackwell Wissenschafts-Verlag Berlin · Wien 1997

Oxford · Edinburgh · Boston · London · Melbourne · Paris · Tokio

Blackwell Wissenschafts-Verlag GmbH
Kurfürstendamm 57, D-10707 Berlin
Zehetnergasse 6, A-1140 Wien

Blackwell Science Ltd
Osney Mead, GB-Oxford, OX2 0EL
25 John Street, GB-London WC1N 2BL
23 Ainslie Place, GB-Edinburgh EH3 6AJ

Blackwell Science
224, boulevard Saint-Germain, F-75007 Paris

Blackwell Science, Inc.
Commerce Place, 350 Main Street
USA-Malden, Massachusetts 02148

Blackwell Science Pty Ltd
54 University Street, AUS-Carlton, Victoria 3053

Blackwell Science KK
MG Kodenmacho Building, 7-10 Kodenmacho
Nihombashi, Chuo-ku
Tokyo 104, Japan

Anschrift des Verfassers:
Prof. Dr. med. Hartmut Siemes
DRK-Kliniken Westend
Kinderklinik
Pulsstr. 4, D-14059 Berlin

Gewährleistungsvermerk
Die Medizin ist eine Wissenschaft mit ständigem Wissenszuwachs. Forschung und Weiterentwicklung klinischer Verfahren erschließen auch gerade in der Pharmakotherapie veränderte Anwendungen. Die Verfasser dieses Werkes haben sich intensiv bemüht, für die verschiedenen Medikamente in den jeweiligen Anwendungen exakte Dosierungshinweise entsprechend dem aktuellen Wissensstand zu geben. Diese Dosierungshinweise entsprechen den Standardvorschriften der Hersteller. Verfasser und Verlag können eine Gewährleistung für die Richtigkeit von Dosierungsangaben dennoch nicht übernehmen. Dem Praktiker wird dringend empfohlen, in jedem Anwendungsfall die Produktinformation der Hersteller hinsichtlich Dosierungen und Kontraindikationen entsprechend dem jeweiligen Zeitpunkt der Produktanwendung zu beachten.

Die Deutsche Bibliothek – CIP-Einheitsaufnahme

Siemes, Hartmut:
Die neuen Antiepileptika : Anwendung bei Erwachsenen und Kindern ; mit 44 Tabellen / Hartmut Siemes. - 2., überarb. und erw. Aufl. - Berlin ; Oxford [u.a.] : Blackwell Wiss.-Verl., 1997
ISBN 3-89412-360-5

© 1997 Blackwell Wissenschafts-Verlag, Berlin · Wien

ISBN 3-89412-360-5 · Printed in Germany

Die Wiedergabe von Gebrauchsnamen, Handelsnamen, Warenbezeichnungen usw. in diesem Buch berechtigt auch ohne besondere Kennzeichnung nicht zu der Annahme, daß solche Namen im Sinne der Warenzeichen- u. Markenschutz-Gesetzgebung als frei zu betrachten wären und daher von jedermann benutzt werden dürften.

Dieses Werk ist urheberrechtlich geschützt. Die dadurch begründeten Rechte, insbesondere die der Übersetzung, des Nachdrucks, des Vortrages, der Entnahme von Abbildungen und Tabellen, der Funksendung, der Mikroverfilmung oder der Vervielfältigung auf anderen Wegen und der Speicherung in Datenverarbeitungsanlagen, bleiben, auch bei nur auszugsweiser Verwertung, vorbehalten. Eine Vervielfältigung dieses Werkes oder von Teilen dieses Werkes ist auch im Einzelfall nur in den Grenzen der gesetzlichen Bestimmungen des Urheberrechtsgesetzes der Bundesrepublik Deutschland vom 9. September 1965 in der Fassung vom 24. Juni 1985 zulässig. Sie ist grundsätzlich vergütungspflichtig. Zuwiderhandlungen unterliegen den Strafbestimmungen des Urheberrechtsgesetzes.

Einbandgestaltung: Schröders Agentur, Berlin
Herstellung und Satz: Schröders Agentur, Berlin
Buchdecke: Fritzsche-Ludwig GmbH, Berlin
Druck und Bindung: Druckhaus Köthen, Köthen

Gedruckt auf chlorfrei gebleichtem Papier

Vorwort

Die Diagnose Epilepsie hat erhebliche Auswirkungen auf die Entwicklung und Erziehung eines Kindes und die beruflichen Chancen eines Jugendlichen und Erwachsenen, und sie hat außerdem einen großen Einfluß auf die intrafamiliären Beziehungen des Betroffenen sowie sein außerfamiliäres soziales Umfeld. Für die Patienten mit Epilepsien, die mit den bisher zur Verfügung stehenden Medikamenten nicht anfallsfrei werden können, ist die Entwicklung neuer Antiepileptika mit der großen Hoffnung auf ein anfallsfreies Leben verbunden.

In den letzten Jahren ist die Kenntnis der molekularen Grundlagen der Epilepsien erheblich erweitert worden, wodurch die Entwicklung neuer Antiepileptika begünstigt wurde. Zahlreiche neue Antiepileptika werden gegenwärtig bei Erwachsenen und Kindern in klinischen Studien getestet. Über die Wirksamkeit und Verträglichkeit der neuen Substanzen Vigabatrin, Lamotrigin, Felbamat, Gabapentin, Tiagabin und Topiramat liegen mittlerweile schon eine ganze Reihe klinischer Erfahrungsberichte vor. Viele von ihnen sind allerdings noch anekdotisch, vor allem was die Behandlung einzelner Epilepsie-Syndrome angeht. Auf der anderen Seite werden aber immer mehr Ergebnisse von Monotherapie-Studien publiziert, welche überhaupt erst eine vergleichende Beurteilung der neuen mit den alten Antiepileptika erlauben. Es fällt schon dem Experten schwer, die Übersicht über die laufend erscheinenden Publikationen zu behalten, den in der Praxis tätigen Kolleginnen und Kollegen wird dieses kaum möglich sein. Es ist deshalb die Absicht des Verfassers, in der 2. Auflage dieses vorliegenden flexiblen Taschenbuches erneut eine Zwischenbilanz zu ziehen. Diese soll praxisbezogen und so kurz wie möglich sein, auf die Darstellung einzelner Ergebnisse der Grundlagenforschung wurde verzichtet. Die bis Anfang 1997 publizierten Ergebnisse klinischer Untersuchungen wurden gesammelt, zusammengefaßt und einer kritischen Würdigung unterzogen. Die in Klinik und Praxis tätigen Ärztinnen und Ärzte sollen aufgrund der zusammengestellten Daten die Möglichkeit erhalten, sich selbst ein Bild von Wirksamkeit und Verträglichkeit zu machen, um genauer einschätzen zu können, ob der Einsatz des jeweiligen neuen Antiepileptikums bei ihren Patienten sinnvoll ist oder nicht.

Der Verfasser bedankt sich für die rasche und komplikationslose Herstellung dieses Büchleins beim Blackwell Wissenschaftsverlag, insbesondere beim Geschäftsführer Herrn Dr. med. A. Bedürftig und bei der Lektorin Frau Dr. T. Schubert. Sein Dank gilt ferner der Unterstützung durch die Firma Hoechst Marion Roussel und der guten Zusammenarbeit mit Herrn H. Schmid.

Inhaltsverzeichnis

1 Einleitung

Zwei Therapiekonzepte stehen zur Behandlung der Patienten mit Epilepsien zur Verfügung, die mit den konventionellen Antiepileptika nicht anfallsfrei werden: 1. die epilepsiechirurgische Therapie, welche allerdings aufgrund strenger Auswahlkriterien nur bei einer sehr kleinen Zahl von Patienten angewendet wird, und 2. neue Antiepileptika, von denen im Vergleich zur Epilepsiechirurgie eine sehr viel größere Zahl von Patienten profitieren kann.

Die Notwendigkeit neuer Antiepileptika ergibt sich aus der Erfahrung, daß mindestens 20 % der Epilepsien bezüglich der konventionellen Antiepileptika therapierefraktär sind, wobei sich aber für die einzelnen Epilepsiesyndrome ganz erhebliche Unterschiede ergeben. Die meisten primär generalisierten Epilepsien und die benignen fokalen Epilepsien des Kindesalters sind mit den klassischen Antiepileptika gut behandelbar. Aber auch für diese Patientengruppen sind die neuen Antiepileptika interessant, wenn sie bei gleicher Wirksamkeit wie die alten Antiepileptika besser verträglich sind. Die Therapieergebnisse bestimmter, besonders maligne verlaufender kindlicher Epilepsie-Syndrome wie z.B. des West-Syndroms, der malignen myoklonischen Epilepsie des Kleinkindesalters und des Lennox-Gastaut-Syndroms sind aber bisher noch höchst unbefriedigend. Auch ein hoher Prozentsatz der Erwachsenen und Kinder mit kryptogenen oder symptomatischen fokalen oder sekundär generalisierten Epilepsien wird trotz des Einsatzes der besten bisher verfügbaren Antiepileptika nicht anfallsfrei, ein noch größerer Teil dieser Patienten leidet an unerwünschten Nebenwirkungen. Ein weiterer gravierender Nachteil aller bisher zur Verfügung stehenden Substanzen ist, daß sie schwere oder gar vital bedrohliche Nebenwirkungen (Überempfindlichkeitsreaktionen, Organversagen, schwere angeborene Fehlbildungen bei Kindern von Müttern mit Epilepsien) verursachen können. Es besteht deshalb ein dringender Bedarf an neuen Antiepileptika mit besserer Wirksamkeit und weniger Nebenwirkungen.

VON GRAM (1991), LEPPIK (1994) sowie WALKER und PATALOS (1995) wurden die Eigenschaften eines idealen Antiepileptikums zusammengestellt (Tabelle 1).

Die Standard-Antiepileptika erfüllen nur wenige dieser Bedingungen, sie sind vor allem mit einer Reihe ungünstiger pharmakokinetischer Eigenschaften belastet. Während die Forderungen an ein ideales neues Antiepileptikum nach Anfallsfreiheit aller damit behandelten Patienten und nach Wirksamkeit bei allen Anfallsformen aus heutiger Sicht noch illusorisch sind, scheinen die übrigen Anforderungen an ein neues Medikament eher erfüllbar. Eine lange Halbwertszeit ermöglicht eine nur ein- bis zweimalige tägliche Verabreichung, was die Compliance der Patienten verbessert. Fehlende Interaktionen mit anderen Antiepileptika machen Dosis-

Tabelle 1. Eigenschaften eines idealen Antiepileptikums modifiziert nach GRAM (1991), LEPPIK (1994) und WALKER und PATALOS (1995)

Anfallsfreiheit bei allen Patienten
Wirksamkeit bei allen Anfallsformen
Schnelle und vollständige Absorption (gute orale Bioverfügbarkeit)
Lange Halbwertszeit (12–24 Stunden, die tägliche Einmal- oder Zweimalgabe erlaubend)
Keine oder geringe Proteinbindung
Keine Medikamenteninteraktionen
Große therapeutische Breite
Keine Organtoxizität
Keine Teratogenität
Geringer Preis

anpassungen während der Kombinationstherapie überflüssig. Wesentlich ist die Eigenschaft einer großen therapeutischen Breite, d. h. ein großer Abstand zwischen der niedrigsten wirksamen Dosis und der toxischen Dosis. Neue Substanzen mit einer erheblichen Organtoxizität oder potentiell teratogene Substanzen sind nicht akzeptabel. Alle neuen Substanzen werden sich an dieser Skala von wünschenswerten Eigenschaften messen lassen müssen.

Im letzten Jahrzehnt wurden zahlreiche neue antiepileptisch wirksame Substanzen der klinischen Prüfung unterzogen. Aufgrund des Nachweises ihrer Wirksamkeit und guten Verträglichkeit sowie günstiger pharmakokinetischer Eigenschaften sind eine Reihe von ihnen in der letzten Zeit in europäischen und außereuropäischen Ländern zur Verschreibung zugelassen worden. In Deutschland erhielten 1991 Vigabatrin, 1993 Lamotrigin, 1995 Gabapentin und Felbamat sowie 1996 Tiagabin die Zulassung, Topiramat wird sie wahrscheinlich demnächst bekommen. Weitere neue Substanzen werden zur Zeit klinisch getestet, bei ihnen ist aber noch nicht abzusehen, ob und wann sie in Deutschland zur Verschreibung zugelassen werden.

2 Klinische Studien mit neuen Antiepileptika: Probleme und Lösungen

Bevor ein neues Antiepileptikum heute zur Verschreibung zugelassen wird, muß seine Wirksamkeit und Verträglichkeit im Rahmen randomisierter, doppelblinder, Plazebo-kontrollierter Studien nachgewiesen werden. Das Standard-Studienprotokoll zur Testung neuer Antiepileptika vor der Zulassung ist die randomisierte, doppelblinde, Plazebo-kontrollierten Add-on-Therapie bei Erwachsenen und Jugendlichen (ab 12 Jahren) mit therapieresistenten fokalen Epilepsien ohne oder mit sekundärer Generalisierung. Da es sich bei diesen Patienten in der Regel um langjährig bestehende, schwer behandelbare Epilepsien handelt, ist es nicht verwunderlich, daß nur wenige Patienten durch die neuen Substanzen anfallsfrei werden. Zur Bewertung der Wirksamkeit eines neuen Antiepileptikums hat sich deshalb die Reduktion der Anfallsfrequenz um mehr als 50 % als Vergleichsgröße etabliert. Um aber das ganze therapeutische Profil einer neuen Substanz zu erfassen, sind eigentlich Plazebo-kontrollierte Monotherapie-Studien bei neuerkrankten Patienten notwendig. Es ist aber ethisch nicht vertretbar, erwachsene Patienten und schon gar nicht Kinder mit Epilepsien lediglich mit Plazebo zu behandeln und ihnen dadurch eine wirksame Therapie vorzuenthalten. Deshalb werden werden Monotherapie-Studien der neuen Antiepileptika im Vergleich zu den Standard-Antiepileptika durchgeführt. Neuerdings sind auch einige alternative Protokolle (prächirurgische Plazebo-kontrollierte Studien, aktivkontrollierte Niedrigdosis-Studien) entwickelt worden (French 1997). Die verschiedenen, der Sicherheit des Patienten Rechnung tragenden Studienprotokolle sollen im folgenden kurz skizziert werden.

Erstens: Randomisierte, doppelblinde, Plazebo-kontrollierte Add-on-Studien, bei denen das neue Antiepileptikum oder Plazebo zusätzlich zu einer vorbestehenden Medikation an Patienten mit therapieresistenten Epilepsien verabreicht und die Wirksamkeit bei beiden Patientengruppen miteinander verglichen wird. Dieses Studiendesign hat einige Nachteile: 1) Patienten mit neu aufgetretenen Epilepsien sind ausgeschlossen; 2) um statistische Aussagen machen zu können, ist eine hohe Anfallsfrequenz während der Beobachtungsphase vor der Randomisierung notwendig (mindestens 3 oder 4 Anfälle pro Monat); 3) die Wirksamkeit ist schwierig nachzuweisen, da nur sehr therapieresistente Epilepsien behandelt werden, denn die Substanz könnte trotz minimaler Wirkung bei diesen Patienten im Falle leichter verlaufender oder neu aufgetretener Epilepsien gut wirksam sein; 4) Wirkungen und Nebenwirkungen der neuen Substanz werden durch pharmakodynamische und pharmakokinetische Interaktionen verfälscht. Wenn beispielsweise die Testsubstanz den Metabolismus der vorbestehenden Medikamente hemmt, so daß deren Plasmakonzentrationen ansteigen, so könnten irrigerweise Wirksamkeit oder auch Toxizität der neuen Substanz zugeschrieben werden. Umgekehrt kann die Zugabe der neuen Substanz zu einem Absinken der Plasmakonzentrationen der Begleitmedikation oder deren wirksamer Metabolite führen, so daß fälschlicherweise kein Unterschied zwischen Plazebo und neuem Antiepileptikum zu erkennen ist.

Zweitens: Aktiv-kontrollierte Monotherapie-Studien, bei denen die Wirksamkeit eines neuen Antiepileptikums mit konventionellen Antiepileptika verglichen wird. Ist die neue Substanz wirksamer als die alte, wäre die Wirksamkeit des neuen Antiepileptikums nachgewiesen. Sind beide Substanzen wenig wirksam, wäre es theoretisch möglich, daß beide Substanzen nicht wirksam sind, deshalb werden diese Studien zum Wirksamkeitsnachweis nicht anerkannt. Aus diesem Grund sind Plazebo-kontrollierte Add-on-Studien zum Standardverfahren des Wirksamkeits- und Verträglichkeitsnachweises eines neuen Antiepileptikums geworden.

Drittens: Prächirurgische, Plazebo-kontrollierte Monotherapie-Studien

Diese Studienform ermöglicht die Beurteilung der Monotherapie-Wirkung, ohne die Patienten besonders zu gefährden. Vor epilepsiechirurgischen Eingriffen wird im Rahmen des intensiv-medizinischen Monitorings zur Lokalisation epileptogener Herde vor deren Resektion die bisherige Medikation innerhalb kürzester Zeit abgesetzt und das neue Antiepileptikum doppelblind für kurze Zeit (z.B. eine Woche) im Vergleich zu Plazebo geprüft. Untersucht werden die Patienten in bezug auf vorgegebene Parameter, z.B. im Hinblick auf die Zeit bis zum Auftreten einer bestimmten Zahl von Anfällen oder die Häufigkeit des Therapieabbruches, dessen Kriterien genau festgelegt werden (z.B. Verdoppelung der Anfallsfrequenz, Auftreten generalisierter Anfälle oder eines Status epileptikus). Dieses Vorgehen wurde zuerst mit Felbamat praktiziert. Die Frage, ob das neue Medikament besser wirksam ist als die vorbestehende Medikation, bleibt allerdings unbeantwortet.

Viertens: Aktiv-kontrollierte Niedrigdosis-Monotherapie-Studien

Auch diese alternative Monotherapie-Studienform trägt der Sicherheit des Patienten mehr Rechnung als die Plazebo-kontrollierte Monotherapie. Die Patienten erhalten statt des Plazebos ein wirksames Standardantiepileptikum, allerdings in niedriger Dosierung. Im Rahmen einer randomisierten, doppelblinden Studie wird bei Patienten mit therapieresistenten Epilepsien die vorbestehende Medikation schrittweise abgesetzt und die neue Substanz im Vergleich zu einem konventionellen Antiepileptikum (dieses in der niedrigsten empfohlenen Dosis) aufdosiert. Dieses Vorgehen gibt dem Patienten Schutz vor Grand-mal-Anfällen und einem Status epileptikus.

Auch hier werden die Abbruchkriterien genau festgelegt und die Patientendaten an Hand dieser Kriterien analysiert. Mit diesem Design kann statistisch eindeutig die Wirksamkeit nachgewiesen werden, selbstverständlich aber nicht die mögliche Überlegenheit der Testsubstanz gegenüber dem etablierten Antiepileptikum.

Von den ersten klinischen Therapiestudien mit neuen Antiepileptika bleiben Kinder und Neugeborene, Frauen in gebärfähigem Alter und ältere Leute ausgeschlossen. Auch Patienten mit leicht verlaufenden Epilepsien nehmen zunächst nicht daran teil. Aber gerade die genannten Patientengruppen können von den neuen Antiepileptika profitieren, wenn sie im Vergleich zu den traditionellen Antiepileptika besser verträglich sind und günstigere pharmakokinetische Eigenschaften haben. Im Kindesalter entstehen bei der Prüfung neuer Substanzen zusätzliche ethische Schwierigkeiten dadurch, daß die jüngeren Kinder noch nicht in der Lage sind, ihre Zustimmung oder Ablehnung zu solchen Studien zugeben, was dann ihre Eltern übernehmen müssen. Eltern fühlen sich ganz besonders verantwortlich für die Sicherheit ihrer Kinder und stimmen verständlicherweise Plazebo-kontrollierten Monotherapie-Studien nur selten zu. Es ist auch nicht einfach, ihre Einwilligung zu Plazebo-kontrollierten Add-on-Studien zu bekommen, deshalb werden die neuen Antiepileptika bei Kindern ganz überwiegend zunächst im Rahmen offener Add-on-Studien getestet. Aus praktischer Sicht wäre es wünschenswert, wenn Wirksamkeit und Verträglichkeit der alten und neuen Antiepileptika in Monotherapie mittels randomisierter Studien miteinander verglichen würden. Solche vergleichenden Monotherapie-Studien liegen aber erst in geringer Zahl vor. Aus den genannten Gründen ergibt sich ein langer Weg, bis die therapeutischen Möglichkeiten eines neuen Antiepileptikums im Kindesalter ausgelotet sind, d. h. die Wirksamkeit bei den zahlreichen Epilepsie-Syndromen des Kindes- und Jugendalters bestimmt worden ist.

Auch nach der Zulassung eines neuen Antiepileptikums können jederzeit unerwartete, schwere, lebensbedrohliche Nebenwirkungen bei bestimmten prädisponierten Menschen auftreten, als Beispiele seien hier Valproat und Felbamat genannt. Können in einem solchen Fall die Risikofaktoren nicht benannt werden, ist eine breite Anwendung des Medikamentes ausgeschlossen.

Einige der neuen Antiepileptika zeigen Eigenschaften, die sich bei bestimmten Patienten als besonders hilfreich erweisen könnten. Die frühe effektive Behandlung von Kindern mit unkontrollierten Epilepsien kann der andernfalls nicht ausbleibenden psychomotorischen Retardierung entgegenwirken. Patienten mit psychischen und mentalen Behinderungen profitieren von den neuen Antiepileptika, welche keine oder nur unwesentliche Interaktionen mit anderen Medikamenten aufweisen. Die alten Antiepileptika führen während der Schwangerschaft zu Fehlbildungen der Kinder, bei den neuen scheint das nicht der Fall zu sein. Ein bisher kaum beachteter Aspekt der antiepileptischen Therapie ist die Neuroprotektion, d. h. der Schutz vor neuronaler Schädigung. Sowohl die Ergebnisse von Tierexperimenten als auch klinische Beobachtungen lassen erkennen, daß bei Temporallappenepilepsien die epileptischen Anfälle progrediente neuronale Schäden im Hippokampus verursachen. Ein wesentlicher Mechanismus ist dabei die Freisetzung der exzitatorischen Aminosäuren Glutamat und Aspartat. Tierexperimente sprechen dafür, daß Vigabatrin, Lamotrigin, Felbamat und Tiagabin neuroprotektive Eigenschaften haben (MELDRUM 1994a, HALONEN et al. 1996, PITKÄNEN 1996).

Im folgenden werden die neuen Antiepileptika Vigabatrin, Lamotrigin, Felbamat, Gabapentin, Tiagabin und Topiramat im einzelnen besprochen, die Reihenfolge ergibt sich aus dem Zeitpunkt der Zulassung. Zunächst werden jeweils der Wirkmechanismus und die wichtigsten pharmakokinetischen Daten umrissen. Es folgt die Darstellung der Ergebnisse klinischer Studien zur Wirksamkeit und Verträglichkeit, wobei zunächst die an Erwachsenen gewonnenen Erfahrungen dargelegt werden. Anschließend wird über die Behandlungsergebnisse bei Kindern berichtet, wobei den Ergebnissen bei besonders schwierig zu behandelnden Epilepsie-Syndromen ein besonderes Augenmerk gilt. Soweit wie möglich, sollen die alten mit den neuen Antiepileptika sowie die neuen Antiepileptika miteinander verglichen werden. Es schließt sich eine vergleichende Bewertung der beschriebenen neuen Antiepileptika an.

3 Vigabatrin (Sabril®)

Vigabatrin (Gamma-Vinyl-GABA) als ein synthetisches Derivat der γ-Aminobuttersäure (GABA) wurde entwickelt, um die Wirkung der GABA, des wichtigsten inhibitorischen Neurotransmitters im ZNS zu verstärken. Vigabatrin wird erst im ZNS aktiviert, woraufhin es das GABA-abbauende Enzym GABA-Transaminase irreversibel hemmt. Die Blockierung des Abbaus von GABA führt zu einer Erhöhung des funktionellen GABA-Pools im ZNS, was der Ausbreitung abnormer hypersynchroner Entladungen und damit epileptischer Aktivität entgegenwirkt (SCHECHTER et al. 1977). Die Erhöhung der GABA-Konzentration im ZNS durch Vigabatrin wurde kürzlich bei Patienten mit Epilepsien mittels der Magnetresonanzspektroskopie nachgewiesen (MATTSON et al. 1994, PETROFF et al. 1995).

3.1 Pharmakokinetik

Die wichtigsten pharmakokinetischen Daten des Vigabatrins sind in der Tabelle 2 zusammengestellt.

Vigabatrin wird rasch und vollständig aus den Magen-Darm-Trakt resorbiert und tritt nach kurzer Zeit in das ZNS über. Die Liquorkonzentration beträgt etwa 10–15 % der Plasmakonzentration. Vigabatrin wird nicht an Plasmaprotein gebunden und nicht metabolisiert. Die Halbwertszeit der Elimination beträgt 5–8 Stunden. Nach Einmalgabe hält die Wirkung von Vigabatrin etwa 72 Stunden lang an. Neue GABA-Transaminase muß erst im ZNS synthetisiert werden, um das durch Vigabatrin irreversibel gehemmte Enzym zu ersetzen (FISHER 1993).

Tabelle 2. Pharmakokinetische Daten von Vigabatrin

	Vigabatrin
Vollständige Absorption	+
tmax (h)*	1–2
t1/2 (h)**	7
Proteinbindung (%)	0
Lineare Kinetik	+
Tage bis zum Steady-State	2
Einzeldosen pro Tag	1–2
Enzyminduktion	0
Interaktionen	PHT ↓ durch VGB***

* Zeit bis zur maximalen Plasmakonzentration
** Halbwertszeit der Elimination bei Erwachsenen
*** Klinisch nicht relevant
PHT = Phenytoin; VGB = Vigabatrin;
↓ = Verminderung der Plasmakonzentration von PHT

Die Ausscheidung erfolgt hauptsächlich durch die Nieren, etwa 60–70 % der verabreichten Dosis finden sich unverändert im Urin.

3.2 Wirksamkeit im Erwachsenenalter

3.2.1 Zusatztherapie

Vigabatrin wurde zunächst vor allem in Europa zur Zusatzbehandlung von erwachsenen Patienten mit therapierefraktären fokalen Epilepsien eingesetzt. Eine Übersicht über 8 publizierte Plazebo-kontrollierte Wirksamkeitsstudien mit insgesamt 257 Patienten zeigt die Tabelle 3.

Mittels einer Meta-Analyse der ersten 6 aufgeführten doppelblinden, Plazebo-kontrollierten Studien konnte die initiale Wirksamkeit (nach 7 bis 12 Wochen) von Vigabatrin bei Patienten mit erfolglos vorbehandelten partiellen Anfällen

Tabelle 3. Plazebo-kontrollierte Wirksamkeitsstudien von Vigabatrin bei Erwachsenen mit therapierefraktären fokalen Anfällen

Studie	Patienten-zahl	Wochen der Behandlung	Wirksam-keit*
RIMMER und RICHENS (1984)	24	9	58
GRAM et al. (1985)	18	12	44
LOISEAU et al. (1986)	23	9	48
TARTARA et al. (1986)	23	7	52
REMY und BEAUMONT (1986)	17	12	6
TASSINARI et al. (1987)	30	8	33
BROWNE et al. (1987)	89	12	51
RING et al. (1990)	33	12	60

*Wirksamkeit = Prozentsatz der Patienten mit mehr als 50%iger Anfallsreduktion (Vigabatrin-Dosis 2–3 g/Tag)

belegt werden. Eine mehr als 50 %ige Anfallsreduktion zeigten 46 % der 98 Patienten, 5 % wurden anfallsfrei (MUMFORD und DAM 1989). Die tägliche Vigabatrin-Dosis lag zwischen 2 und 4 g. In den USA erbrachte eine weitere einfach-blinde, Plazebo-kontrollierte, multizentrische Studie ein fast identisches Ergebnis, denn eine Abnahme der Anfallsfrequenz um mehr als 50 % wurde bei 51 % von 89 Patienten beobachtet (BROWNE et al. 1987). Kürzlich kam noch eine weitere, die früheren Ergebnisse bestätigende Studie aus Europa hinzu (RING et al. 1990).

Es sind im Laufe der Zeit auch zahlreiche offene Kurzzeit- und Langzeit-Add-on-Studien mit Vigabatrin bei Jugendlichen und Erwachsenen mit therapieresistenten fokalen Epilepsien erschienen (KÄLVIÄINEN et al. 1995). Die höchste Wirksamkeit hat Vigabatrin bei fokalen Anfällen ohne und mit sekundärer Generalisierung. Eine offene Kurzzeit- Studie mit Vigabatrin als Zusatztherapie bei der sehr großen Zahl von 401 ambulanten Patienten im Alter von 12–75 Jahren mit leichter ausgeprägten Partialepilepsien ergab nach 4 Monaten eine Anfallsreduktion um mehr als 50 % in 68,8 % der Fälle und Anfallsfreiheit bei 47,4 % der Patienten (ARZIMANOGLOU et al. 1995).

Vigabatrin ist gut geeignet zur Zusatzbehandlung von Patienten mit Partialepilepsien, die sich gegenüber Carbamazepin als resistent erwiesen haben. In der Studie von MURRI and JUDICE (1995) wurden durch die Kombination dieser beiden Substanzen noch 17,5 % der Patienten anfallsfrei.

Bei Patienten mit primär generalisierten Epilepsien ist Vigabatrin deutlich weniger wirksam, bei einem Teil dieser Patienten, vor allem Patienten mit Absencen und Myoklonien, wird häufiger eine Zunahme der Anfallsfrequenz beobachtet, was aber gelegentlich auch bei Partialepilepsien vorkommt (SILVENIUS et al.1987, MATILAINEN et al.1988, MICHELUCCI und TASSINARI 1989, SANDER et al.1990).

Bei Epilepsien, die völlig resistent gegenüber jeder Therapie zu sein scheinen, kann die kombinierte Anwendung von Vigabatrin und Lamotrigin infolge der komplementären Wirkmechanismen dieser beiden Substanzen eine beträchtliche Besserung bringen (KIRKER und REYNOLDS 1990, STEWART et al. 1992, STOLAREK et al. 1994).

3.2.1.1 Langzeitbehandlung und Toleranzentwicklung

Eine Reihe von Follow-up-Studien 1–5 Jahre nach Beginn der Vigabatrintherapie hat gezeigt, daß bei 50–79 % der erwachsenen Patienten, die fast alle Epilepsien mit fokalen Anfällen ohne oder mit sekundärer Generalisierung hatten, die Wirksamkeit des Vigabatrin bestehen blieb. Bei etwa 10–50 % der Patienten ging der ursprüngliche Effekt verloren und es traten wieder vermehrt Anfälle auf (PEDERSEN et al. 1985, DAM 1989, REMY und BEAUMONT 1989, BEN MENACHEM et al. 1990, REYNOLDS et al.1991, SILVENIUS et al.1991, TARTARA et al. 1992, COCITO et al. 1993, MARTIN und MILLAC 1993, PITKÄNEN et al. 1993, MICHELUCCI 1994, PILLEN und LHOIR 1995, YLINEN et al.

Tabelle 4. Langzeitwirkung von Vigabatrin in klinischen Studien

Studien	Patientenzahl	Beobachtungszeit (Monate)	Patienten mit anhaltender Wirksamkeit Zahl	Prozentsatz
PEDERSEN et al. 1985	36	9,3*	20	56
DAM 1989	62	12-36	41	66
REMY und BEAUMONT 1989	254	22,7*	200	79
BEN MENACHEM ET al. 1990	35	18,7*	20	57
REYNOLDS et al. 1991	33	2-18	17	52
SILVENIUS et al. 1991	54	60	28	52
TARTARA et al. 1992	25	64**	15	60
COCITO et al. 1993	23	60**	14	61
MARTIN und MILLAC 1993	56	22*	34	61
PITKÄNEN et al. 1993	15	60	10	67
MICHELUCCI 1994	30	60**	20	67
PILLEN und LHOIR 1995	20	71**	14	70
YLINEN et al. 1995	56	72	28	50
LHOIR 1995	65	42*	44	68

* Durchschnittswerte; ** Medianwerte

1995, LHOIR 1995). Eine Übersicht über die Langzeitwirkung von Vigabatrin in klinischen Studien gibt die Tabelle 4.

Auch während der Behandlung mit den konventionellen Antiepileptika behalten lediglich nur etwa 50 % der Patienten langjährig die ursprüngliche Medikation bei (SCHMIDT 1995). Insofern unterscheidet sich Vigabatrin nicht von den konventionellen Antiepileptika.

Bei der Beurteilung der Langzeitwirkung muß grundsätzlich die Patientenauswahl berücksichtigt werden. Es ist verständlich, daß die Ergebnisse aus überregionalen Epilepsiezentren, welche Patienten mit langjährig therapieresistenten Epilepsien betreuen, schlechter ausfallen als die entsprechenden Daten aus regionalen Epilepsie-Ambulanzen, in denen auch Patienten mit leichter verlaufenden Epilepsien betreut werden. So berichteten beispielsweise SCHMITZ-MOORMANN und KRUSE (1992) aus dem Epilepsie-Zentrum Kork, daß 31 % von 54 mit Vigabatrin behandelten Patienten nach 6 Monaten als Responder eingestuft wurden. Der Responderrate nahm im Laufe der Zeit immer mehr ab: 25,6 % nach 12 Monaten, 20,6 % nach 24 Monaten und betrug lediglich 12 % nach 36 Monaten. Diese Zahlen sind keinesfalls repräsentativ für die Langzeitwirkung von Vigabatrin.

3.2.2 Monotherapie

Mittlerweile sind eine ganze Reihe von Vigabatrin-Monotherapie-Studien publiziert worden, die zeigen, daß die Primärtherapie fokaler Epilepsien mit Vigabatrin als ebenso wirksam wie die Standardtherapie mit Carbamazepin einzustufen ist (FISHER et al. 1996). Die Ergebnisse dreier Studien sind in diesem Zusammenhang bemerkenswert.

Die Vigabatrin-Monotherapie erwies sich in einer kontrollierten Vergleichsstudie bei 100 vorher unbehandelten Patienten mit fokalen Anfällen initial als ebenso wirksam wie die Carbamazepin-Monotherapie (KÄLVIÄINEN et al. 1992, KÄLVIÄINEN et al. 1995). Die Langzeitbeobachtung zeigte eine anhaltende Wirksamkeit von Vigabatrin bei diesen Patienten; denn nach einer mittleren Follow-up-Periode von 36 Monaten (Streubreite 6 bis 60 Monate) stellten die Autoren fest, daß jeweils 58 % der Patienten entweder mit Vigabatrin oder mit Carbamazepin erfolgreich behandelt worden waren (KÄLVIÄINEN et al. 1993). Vigabatrin war mit erheblich weniger Nebenwirkungen verbunden als Carbamazepin.

Kürzlich sind die Ergebnisse einer weiteren kontrollierten Studie von TANGANELLI und REGESTA (1994) publiziert worden. Diese Studie, in der 51 randomisierte Patienten entweder 3,5 g Vigabatrin oder 1,4 g Carbamazepin erhielten, ergab nach 16

Wochen, daß 46 % der Patienten mit Vigabatrin und 56 % der Probanden mit Carbamazepin keine Anfälle mehr hatten. Die Rate der Nebenwirkungen war in der Carbamazepingruppe deutlich höher (41 %) als in der Vigabatringruppe (22 %). Bei 5 von 14 Patienten, die weder durch die Vigabatrin- noch durch die Carbamazepin-Monotherapie anfallsfrei geworden waren, wurde die Anfallsfreiheit noch durch die Kombinationstherapie beider Substanzen erreicht.

Eine Bestätigung der Ergebnisse dieser beiden Studien liefert eine dritte kontrollierte Monotherapie-Studie, bei der im Rahmen einer internationalen Multicenterstudie 459 primär unbehandelte Patienten mit fokalen Epilepsien entweder mit Carbamazepin oder mit Vigabatrin behandelt wurden (CHADWICK et al. 1996). Die Patienten erhielten randomisiert und doppelblind zunächst Tagesdosen von 1 g Vigabatrin oder 200 mg Carbamazepin, die in den ersten 6 Wochen auf 2 g Vigabatrin oder 600 mg Carbamazepin gesteigert wurden. Im weiteren Verlauf wurden die Tagesdosen den klinischen Bedürfnissen entsprechend angepaßt, woraus sich Dosierungen von 1,5–4 g Vigabatrin und 400–1600 g Carbamazepin pro Tag ergaben. Nach einem Jahr der Therapie zeigte sich, daß diese beiden Substanzen gleich wirksam waren. Weder die Zahl der Patienten, die aufgrund unzureichender Wirksamkeit aus der Studie ausgeschlossen wurden, noch der Anteil der Patienten, bei denen die Behandlung aufgrund von Nebenwirkung beendet wurde, unterschieden sich relevant. Als nachteilig erwies sich beim Carbamazepin eine höhere Exanthemrate, während Vigabatrin häufiger mit psychiatrischen Nebenwirkungen assoziiert war. Insgesamt brachen aber nur wenige Patienten (3 bzw. 5) wegen dieser Nebenwirkungen die Behandlung ab.

3.3 Wirksamkeit im Kindesalter

Auch bei Kindern mit verschiedenen Anfallsformen, vorwiegend aber mit fokalen Anfällen, konnte die Wirksamkeit von Vigabatrin in einer Reihe von Add-on-Studien nachgewiesen werden (LIVINGSTON et al. 1989, DULAC et al. 1991, ULDALL et al. 1991, HERRANZ et al. 1991, GIBBS et al. 1992, COPPOLA et al. 1993, DALLA BERNADINA et al. 1993, RENIER et al. 1993, FOIS et al. 1994, LAUB 1994, WONG 1995). In der Tabelle 5 sind diese Studien aufgeführt. Es liegt lediglich eine einzige einfach-blinde, Plazebo-kontrollierte Studie vor (LUNA et al. 1989), bei den übrigen handelt es sich um offene Studien.

Eine initiale Reduktion der Anfallsfrequenz von mehr als

Tabelle 5. Initiale Wirksamkeit von Vigabatrin in Add-on-Studien bei schweren therapieresistenten Epilepsien des Kindesalters

Studien	Patienten Zahl	Alter	VGB-Dosis mg/kg	Anfallsreduktion ≥ 50 %	Anfallsfrei
LIVINGSTON et al. 1989	135	2 M–12 J	MW: 87	38 %	8 %
LUNA et al. 1989*	61	1–19 J	50–150	38 %	16 %
DULAC et al. 1991	66	2–15 J	40–80	42 %	17 %
HERRANZ et al.	20	2 M–18 J	MW: 60	45 %	15 %
ULDALL et al. 1991	33	2–15 J	40–80	54 %	12 %
GIBBS et al. 1992	43	1–16 J	55–100	42 %	14 %
COPPOLA et al. 1993	33	4 M–26 J	max. 150	26 %	16 %
DALLA BENARDINA et al. 1993	46	2–14 J	40–80	80 %	k. A.
RENIER et al. 1993	68	2–26 J	MW: 46	25 %	9 %
FOIS et al. 1993	69	2 M–16 J	max. 140	23 %	13 %
LAUB 1994	56	k. A.	k. A.	34 %	9 %
WONG 1995	30	k.A.	40–80	43 %	k. A.

* einfach-blinde, Plazebo-kontrollierte Studie, im übrigen offene Studien
VGB = Vigabatrin; MW = Mittelwert; M = Monate; J = Jahre; k. A. = keine Angaben

50 % wurde bei 23 %–80 % der Kinder erreicht, Anfallsfreiheit bei 8–17 % der Patienten. Die Angabe von DALLA BERNADINA et al. (1993) mit einer Anfallsminderung von über 50 % bei 80 % der Kinder nach 4 Monaten Vigabatrin-Therapie überschreitet erheblich den Rahmen der übrigen Studien, bei denen der entsprechende Prozentsatz überwiegend bei etwa 40 %–50 % liegt.

Die Effektivität von Vigabatrin ist abhängig von der Anfallsform. Es läßt sich folgende Reihenfolge (mit abnehmender Wirksamkeit) aufstellen: fokale Anfälle, sekundär generalisierte Anfälle, primär generalisierte Anfälle, tonische Anfälle, myoklonische Anfälle, blande Absencen. Vigabatrin kann vor allem bei Epilepsien mit blanden Absencen oder myoklonischen Anfällen und beim Lennox-Gastaut Syndrom einen negativen Effekt haben, indem es zu einer Zunahme der Anfallsfrequenz führt (LUNA et al. 1989, MICHELUCCI und TASSINARI 1989, LORTIE et al. 1993).

Ebenso wie bei Erwachsenen hielt die initiale Wirksamkeit des Vigabatrins auch im Kindes- und Jugendalter in einem Beobachtungszeitraum von 6 Monaten bis 5 Jahren je nach Anfallstyp weiter an, bei fokalen Anfällen in der Hälfte bis Zweidritteln der Responder, bei generalisierten Anfällen lediglich in einem Viertel der Fälle (LUNA et al. 1989, DULAC et al. 1991, HERRANZ et al. 1991, LORTIE et al. 1993, GOBBI et al. 1994, ULDALL et al. 1995).

3.3.1 Epilepsien mit Partialanfällen

Über die Ergebnisse der Vigabatrin-Zusatztherapie bei der besonders großen Zahl von 178 Kindern mit Partialanfällen berichtete DULAC (1994). Nach 1–5 Monaten waren 30 % der Patienten anfallsfrei, bei weiteren 40 % wurde eine Reduktion der Anfallshäufigkeit um 50–99 % erreicht. Die Ergebnisse waren altersabhängig, die besten fanden sich bei besonders jungen Kindern (bei Säuglingen unter 6 Monaten). Hinsichtlich der Ätiologie der fokalen Epilepsien war die Erfolgsquote bei Kindern mit Tuberöser Sklerose, zerebralen Fehlbildungen oder Porenzephalien am höchsten. Auch in Abhängigkeit von der Lokalisation des epileptogenen Fokus ergaben sich Unterschiede in der Wirksamkeit. Am effektivsten war Vigabatrin bei Kindern mit Frontallappenepilepsien (50 % Anfallsfreiheit), am wenigsten wirksam bei Foci im Bereich der Rolandoregion. Ein geringerer Prozentsatz anfallsfreier Kinder von 24 % ergibt sich aus der einfachblinden Studie von Dalla Bernardina und Mitarb. (1995), die an 46 Kindern mit refraktären Partialepilepsien durchgeführt wurde. Etwa ein Drittel der Kinder zeigte eine mehr als 50 %ige Anfallsminderung.

Im Rahmen einer offenen Studie mit Vigabatrin als erstem Medikament, die 50 Kinder mit idiopathischen oder symptomatischen Partialanfällen einschloß, wurde ebenfalls die Wirksamkeit von Vigabatrin belegt, denn 70 % der Kinder wurden anfallsfrei (Gobbi et al. 1995).

Nach meinen Erfahrungen mit etwa 20 schwer oder schwerst mehrfach behinderten Säuglingen und Kleinkindern, die außer an einer ausgeprägten globalen Retardierung und spastischen infantilen Zerebralparese an einer therapieresistenten Epilepsie mit fokalen und sekundär generalisierten Anfällen litten, wirkte sich die Anwendung von Vigabatrin in den meisten Fällen außerordentlich günstig aus. Es kam zu einer signifikanten Anfallsreduktion oder gar Anfallsfreiheit, teilweise nahm die Spastik ab und bei einigen Kindern verringerten sich auch ganz erheblich die Schlafstörungen.

3.3.2 Lennox-Gastaut-Syndrom

Bisher gibt es nur relativ wenige Daten zur Wirksamkeit von Vigabatrin beim Lennox-Gastaut- Syndrom. Livingston et al. (1989) berichteten, daß bei etwa der Hälfte ihrer 26 Patienten die zusätzliche Gabe von Vigabatrin keinen Effekt oder eine Verschlechterung erbrachte, ein guter bis sehr guter Effekt

Tabelle 6. Ergebnisse der Vigabatrin-Zusatztherapie bei Patienten mit Lennox-Gastaut-Syndrom

Studie	Pat.-Zahl	VGB-Dosis mg/kg/Tag	Anfalls-frei	> 50 % Reduktion	Keine Änderung	Frequenz-Zunahme
Luna et al. 1989	7	50–150	–	2/7	1/7	4/7
Michelucci und Tassinari 1989	12	?	–	–	9/12	3/12
Dulac et al. 1991	6	40–80	2/6	1/6	3/6	–
Gibbs et al. 1992	6	55–85	–	–	6/6	–
Spohr et al. 1993	14	50–100	–	3/14	11/14	–
Feucht und Brantner 1994	20	1–4 g/Tag	8/20	9/20	3/20	–
Maldonado et al. 1995	15	23–100	3/15	4/15	8/15	0/15

(nicht näher definiert) zeigte sich in 23 % der Fälle. Appleton gibt an, daß von den 6 Kindern mit Lennox-Gastaut-Syndrom seiner Studie überhaupt kein Kind von Vigabatrin profitierte (Appleton 1993).

In der Tabelle 6 sind die Ergebnisse weiterer Untersucher zusammengestellt, die genaue Daten zur Wirksamkeit von Vigabatrin beim Lennox-Gastaut-Syndrom publiziert haben (Luna et al. 1989, Michelucci und Tassinari 1989, Dulac et al. 1991, Gibbs et al. 1992, Spohr et al. 1993, Feucht und Brantner 1994, Maldonado et al. 1995). Danach profitierte insgesamt etwa die Hälfte der Patienten von der Vigabatrin-Zusatztherapie. Bei einigen Kindern kam es allerdings zu einer Zunahme der Anfallsfrequenz (Luna et al. 1989, Michelucci und Tassinari 1989). Im Vergleich zu allen anderen Studien fällt aber die offene Add-on-Studie von Brantner und Feucht (1994) insofern völlig aus dem Rahmen, als diese Autoren über eine Anfallsreduktion von 50–100 % bei 85 % von 20 Kindern infolge der Zugabe von Vigabatrin zu Valproat berichteten,

8 der 20 Patienten (40 %) wurden sogar anfallsfrei. Die Angaben zur Anfallsfrequenz bezogen sich aber nur auf die tonischen, atonischen, tonisch-klonischen und komplex-fokalen Anfälle sowie die atypischen Absencen, die Zahl der myoklonischen Anfälle konnte nicht reduziert werden. Diese Patienten erhielten zusätzlich zu hochdosiertem Valproat (40–100 mg/kg /Tag, im Mittel etwa 80 mg/kg/Tag) eine vergleichsweise hohe Vigabatrin-Dosis (bis zu 4 g/Tag, im Mittel etwa 2,2 g/Tag), was bei 11 Kindern zu einer unerwünschten Gewichtszunahme von mehr als 5 kg führte.

Aus den Literaturangaben ergibt sich somit ein etwas widersprüchliches Bild in bezug auf die Wirksamkeit von Vigabatrin beim Lennox-Gastaut-Syndroms. Wenn bei dieser katastrophalen Epilepsie die Therapie mit konventionallen Antiepileptika (insbesondere Valproat, Ethosuximid, Primidon) versagt hat, ist ein Behandlungsversuch mit Vigabatrin ratsam, vor allem in der Kombination mit Valproat.

3.3.3 BNS-Krämpfe

Die bisher publizierten Ergebnisse der Behandlung von BNS-Krämpfen mit Vigabatrin sind außerordentlich günstig ausgefallen. Die Autoren der ersten Arbeiten über die Wirksamkeit von Vigabatrin als Zusatztherapie bei BNS-Krämpfen beschrieben als Resultate ihrer Studien eine Anfallsfreiheit bei 28–71 % der Kinder (Chiron et al. 1991, Auerswald 1992, Buti et al. 1993, Siemes et al. 1994). In der Tabelle 7 sind die Ergebnisse für die Vigabatrin-Add-on-Therapie bei vorbehandelten, therapieresistenten Fällen aufgeführt.

Die Ätiologie der BNS-Krämpfe hat offensichtlich einen Einfluß auf die Erfolgsrate. Die Kinder mit Tuberöser Hirnsklerose scheinen besonders gut auf das Vigabatrin anzusprechen, denn 71 % der 14 Patienten aus der Studie von Frau Chiron und Mitarb. (1991) wurden anfallsfrei. Bei den anderen symptomatischen und kryptogenen Anfällen beschreiben

Tabelle 7. Initiale Wirksamkeit von Vigabatrin als Add-on-Therapie bei BNS-Krämpfen

Autoren	Patienten N	Klassifizierung[1]	Vigabatrintherapie Anfalls-frei %	Beurteilungs-zeitraum
CHIRON et al. 1991	68	Gesamt	43[2]	3 Mo
		36 krypt	31	
		14 Tub. Sklerose	71	
		32 andere sympt	35	
AUERSWALD 1992	18	3 krypt, 15 sympt	28	k. A.
BUTI et al. 1993	6	Gesamt	33	2 Wo
SIEMES et al. 1994	23	Gesamt	48	3 Mo
		4 krypt	100	
		19 sympt	38	

N = Zahl der Patienten; k. A. keine Angabe; Wo = Wochen; Mo = Monate;
[1] krypt = kryptogen; sympt = symptomatisch; [2] Alter: 2 M - 12 1/2 Jahre

Frau CHIRON und Mitarb. (1991) Anfallsfreiheit bei 35 % bzw. 31 % der Fälle. Bei vielen dieser Patienten war das Vigabatrin erst relativ spät im Verlauf der Erkrankung zum Einsatz gekommen. Der Mittelwert der Altersverteilung bei Beginn der Vigabatrintherapie lag bei 26 Monaten, der obere Wert der Streubreite erreichte sogar 12 Jahre. In einer eigenen Studie mit 23 therapierefraktären Patienten betrug das Zeitintervall zwischen Beginn der BNS-Krämpfe und Beginn der Vigabatrin Add-on-Therapie im Mittel 3 1/2 Monate. Nach 3 Monaten wurde Anfallsfreiheit bei 48 % der Kinder, nach 11 Monaten bei 57 % der Kinder erreicht, wobei die ursprüngliche Medikation noch monatelang beibehalten wurde. Alle 4 Kinder mit kryptogenen Anfällen wurden durch Vigabatrin anfallsfrei (SIEMES et al. 1994).

Veröffentlichungen der letzten drei Jahre zeigen, daß durch den primären Einsatz von Vigabatrin nach Manifestation der BNS-Krämpfe bis zu Zweidrittel der Kinder anfallsfrei werden können, die Ergebnisse sind in der Tabelle 8 zusammengefaßt

Tabelle 8. Wirksamkeit von Vigabatrin als primäre Monotherapie bei BNS-Krämpfen

Autoren	Patienten N	Klassifizierung[1]	Vigabatrin-Therapie Anfalls-frei %	Beurteilungs-zeitraum
VLES et al. 1993	6	3 krypt, 3 sympt	50[2]	3–6 Monate
APPLETON et al. 1995	26	3 idiopat, 3 krypt, 20 sympt	81[3]	im Mittel 26 Monate
BUTI et al. 1995	12	3 krypt, 9 sympt	66	mindestens 10 Tage
CHIRON et al. 1995	11	sympt, nur Tuberöse Sklerose!	100[4]	2 Jahre
GRANSTRÖM et al. 1995	16	3 idiopat, 1 krypt, 12 sympt	56	k. A.
VIGEVANO et al. 1995	21	5 krypt, 16 sympt	43	mindestens 3 Monate
APPLETON und THORNTON 1996	20	3 krypt, 6 sympt	45	6 Mo
HUMBERTCLAUDE et al. 1996	21	7 krypt, 14 sympt	62	im Mittel 25,5 Monate
AICARDI et al. 1996	192	2/3 sympt, 1/3 krypt	68,2	im Mittel 7,6 Monate

N = Zahl der Patienten; k. A. keine Angabe; Wo = Wochen; Mo = Monate; MW = Mittelwert; [1] idiopat = idiopathisch; krypt = kryptogen, sympt = symptomatisch; [2] bei einem Kind Relaps nach 2 Wochen; [3] BNS-Relapse bei 3 Kindern; [4] Relaps bei 3 Kindern in den ersten 6 Monaten

(VLES et al. 1993, BUTI et al. 1995, CHIRON et al. 1995, GRANSTRÖM et al. 1995, VIGEVANO et al. 1995, APPLETON 1995, AICARDI 1996, APPLETON 1996, HUMBERTCLAUDE et al. 1996).

Der Prozentsatz der anfallsfrei gewordenen Kinder liegt in der Mehrzahl der aufgeführten Studien zwischen 43 % und 68 %. Die traumhafte Erfolgsrate von 100 % initialer Anfallsfreiheit in der Studie von Frau CHIRON und Mitarb. (1995) bei Kindern mit BNS-Krämpfen auf dem Boden einer Tuberösen

Hirnsklerose unterstreicht die außerordentlich gute Wirksamkeit von Vigabatrin bei dieser Phakomatose. Von einigen Autoren wird auch das Verschwinden der Hypsarrhythmie kurze Zeit nach dem Sistieren der BNS-Krämpfe angegeben (APPLETON et al. 1995, BUTI et al. 1995, HUMBERTCLAUDE et al. 1996).

Eine retrospektive Studie mit Vigabatrin als erstem und einzigem Medikament nach dem Auftreten der BNS-Krämpfe, in der die außerordentlich große Zahl von 250 Kindern (auswertbar 192 Kinder) aus 59 verschiedenen Behandlungszentren aus 11 europäischen Ländern erfaßt wurde, ergab eine Anfallsfreiheit bei 68,2 % der Kinder (AICARDI et al. 1996). Die mittlere Beobachtungszeit betrug 7 ½ Monate. Der höchste Prozentsatz (96 %) anfallsfreier Kinder wurden bei den 28 Patienten mit Tuberöser Sklerose erzielt. Die Wirksamkeit war bei allen Kindern abhängig vom Lebensalter bei Beginn der Therapie: je jünger das Kind, desto wirksamer war Vigabatrin. Bei den 20 Kindern, die bei Manifestation der BNS-Krämpfe unter 3 Monate alt waren war die Erfolgsrate am höchsten, 90 % wurden anfallsfrei. Die Rate anfallsfreier Kinder mit symptomatischen BNS-Krämpfen unter Ausschluß der Kinder mit Tuberöser Sklerose betrug 59,4 % von 71 Patienten. Auch die 62 Kinder mit kryptogenen BNS-Krämpfen wurden zu 69,7 % durch die Vigabatrin-Monotherapie anfallsfrei. Leider finden sich in dieser Publikation keine Angaben über den Einfluß des Vigabatrins auf das EEG, denn nur bei Verschwinden der Hypsarrhythmie ist eine verbessere Prognose zu erwarten. Als mittlere Startdosis ergab sich 50 mg/kg/Tag, die mittlere Erhaltungsdosis betrug 99 mg/kg/Tag. Die BNS-Krämpfe sistierten im Mittel nach 4 Tagen, etwa 21 % der 131 Responder hatten einen Relaps. Vigabatrin wurde außerordentlich gut vertragen, lediglich bei 13 % der Kinder traten Nebenwirkungen auf. Die häufigsten waren Schläfrigkeit und Hyperaktivität. Nur bei 2 Kindern mußte Vigabatrin wegen der Nebenwirkungen abgesetzt werden.

Vor kurzem sind die Ergebnisse einer ersten Plazebo-kontrollierten Doppelblindstudie mit Vigabatrin bei zuvor unbehandelten Kindern mit BNS-Krämpfen veröffentlicht worden (APPLETON und THORNTON 1996). Diese Studie bestätigt die guten Ergebnisse der offenen Studien, denn bei den 20 Kindern mit BNS-Krämpfen wurde in 45 % der Fälle Anfallsfreiheit erreicht, während dieses bei 15 % der 20 Kinder aus der Plazebogruppe der Fall war. Die mittlerc Vigabatrindosis betrug 133 mg/kg/Tag, im Mittel sistierten die BNS-Krämpfe nach 3 Tagen vollständig.

Aus allen Studien geht hervor, daß bei den Kindern, die durch Vigabatrin anfallsfrei wurden, dieses meist innerhalb von 1–2 Wochen nach dem Start der Vigabatrintherapie geschah, in der Regel schon nach wenigen Tagen. In Einzelfällen kann Vigabatrin auch noch in den darauffolgenden Wochen wirksam werden (SIEMES et al. 1995). Die Dosis lag zwischen 50 und 150 mg/kg/Tag, wobei mit der niedrigeren Dosis von 50 mg/kg/Tag für 2–3 Tage begonnen wurde und dann bei Fortbestehen der BNS-Krämpfe die Dosis innerhalb weniger Tage auf das Maximum gesteigert wurde.

Die Wirksamkeit von Vigabatrin ist mit der von ACTH oder den Corticosteroiden vergleichbar. Die Nebenwirkungsrate dieses Medikamentes war in allen Studien vergleichsweise sehr gering, insofern ist es den genannten Substanzen weit überlegen. Vigabatrin ist zwar bisher noch nicht zur Erstbehandlung von BNS-Krämpfen zugelassen, wird aber aller Wahrscheinlichkeit nach das Medikament der Wahl bei diesem Epilepsie-Syndrom werden.

3.3.4 Tuberöse Hirnsklerose

Vigabatrin scheint bei Kindern mit Tuberöser Hirnsklerose besonders gut wirksam zu sein (PEDERSEN 1991, CHIRON 1991, DULAC 1993, ERIKSSON und NERGARDH 1993, CURATOLO et al. 1994, MUMFORD 1994, CHIRON et al. 1995). Bei 11 Kindern mit BNS-Krämpfen auf dem Boden einer Tuberöse Hirnsklerose erreichten Frau C. CHIRON und Mitarb. (1995) durch primäre

Anwendung von Vigabatrin eine Anfallsfreiheit in 100 % der Fälle, 3 Kinder hatten allerdings in den ersten 6 Monaten der Therapie einen Relaps. Die Wirkung blieb auch nach 4 bis 7 Jahren erhalten, falls Vigabatrin in Kombination mit anderen Antiepileptika angewandt wurde, bei Monotherapie besteht die Gefahr eines Relapses (VILLENEUVE et al. 1996).

Die bisher größte Einzelstudie mit 51 Kindern im Alter von 6 Monaten bis 14 Jahren, die infolge der Tuberösen Sklerose an einer therapieresistenten Partialepilepsie litten, ergab eine mehr als 50 %ige Anfallsreduktion bei 73 % der Kinder. Eine Anfallsfreiheit wurde bei 41 % der Patienten erzielt, etwa die Hälfte dieser Kinder erlitt allerdings nach 2 bis 12 Monaten einen Relaps (CURATOLO et al. 1994). Bei diesen Patienten kann die übliche Dosis von 50 mg/kg/Tag schwere Nebenwirkungen wie Aggressivität, Agitation und Schlaflosigkeit auslösen (ERIKSSON und NERGARDH 1993). Schon sehr viel geringere Vigabatrin-Dosen (10–30 mg/kg/Tag) scheinen bei diesem Krankheitsbild gut antikonvulsiv wirksam zu sein.

3.3.5 Andere Epilepsien und Krankheitsbilder

Die Wirksamkeit von Vigabatrin bei idiopathischen generalisierten Epilepsien und benignen fokalen Epilepsien des Kindesalters ist bisher nicht systematisch untersucht worden (APPLETON 1993). Das ist nicht verwunderlich, denn die große Mehrzahl der Patienten mit diesen Epilepsien ist mit den konventionellen Antiepileptika gut zu behandeln.

Vor kurzem ist der erfolgreiche Einsatz von Vigabatrin bei 2 Kindern mit einem Ohtahara-Syndrom und einem Kind mit Aicardi-Syndrom beschrieben worden (BAXTER et al. 1995). Die Anwendung von Vigabatrin führte bei 5 von 6 Kindern mit einer Succinatsemialdehyd-Dehydrogenase-Defizienz, ein Krankheitsbild, daß durch eine Abbaustörung der GABA verursacht wird, zu einer Abnahme der neurologischen Ausfälle (GIBSON et al. 1995).

3.4 Verträglichkeit

Vigabatrin wird insgesamt gut vertragen, Organschäden sind bisher nicht beobachtet worden. Die Inzidenz der 20 häufigsten Nebenwirkungen von Vigabatrin als Zusatztherapie bei 2081 Patienten mit Epilepsien sind in der Tabelle 9 aufgeführt.

Vor allem in den ersten Behandlungswochen der Vigabatrin-Zusatztherapie traten vorübergehende und dosisabhängige

Tabelle 9. Vorkommen der 20 häufigsten Nebenwirkungen bei 2081 Patienten mit Vigabatrin als Zusatztherapie (GRANT und HEEL 1991)

Nebenwirkung	Häufigkeit %
ZNS	
Schläfrigkeit	12,5
Müdigkeit	9,2
Benommenheit	3,8
Kopfschmerzen	3,8
Gedächtnisstörungen	2,3
Doppeltsehen	2,2
Ataxie	1,9
Schwindel	1,9
Sehstörungen	1,6
Konfusion	1,4
Schlaflosigkeit	1,3
Psyche	
Nervosität	2,7
Depression	2,5
Aggression	2,0
Hyperaktivität	1,8
Agitiertheit	1,0
Gastrointestinal	
Gewichtszunahme	5,0
Epigastrischer ode abdominaler Schmerz	1,6
Übelkeit	1,4
Verstopfung	1,4

Nebenwirkungen auf, betroffen waren bis zu 40 % der Patienten. Die häufigsten Nebenwirkungen waren Schläfrigkeit, Müdigkeit, Gewichtszunahme, Schwindel, Kopfschmerzen, Nervosität und depressive Verstimmung. Mit zunehmender Behandlungsdauer wurden die meisten Nebenwirkungen immer seltener. Bei etwa 5 % der Patienten führten die Nebenwirkungen zum Abbruch der Behandlung. Bei Kindern waren die Nebenwirkungen von zusätzlich verabreichtem Vigabatrin in der Regel relativ leicht ausgeprägt, als die häufigsten werden Verhaltensauffälligkeiten in Form von motorischer Unruhe bzw. Hyperkinesien (2–26 %) sowie Sedierung (4–15 %) genannt (LIVINGSTON et al. 1989, CHIRON et al. 1991, DULAC et al. 1991, ULDALL et al. 1991, GIBBS et al. 1992). Ebenso wie bei Erwachsenen kann es zur unerwünschten Gewichtszunahme kommen. Eine Tendenz zur Erniedrigung des Hämatokrit und der Aktivität der Transaminasen ohne klinische Relevanz wurde beobachtet (FOLETTI et al. 1995). Nicht ganz unproblematisch ist die mögliche Zunahme der Frequenz von Absencen, myoklonischen und generalisiert tonisch-klonischen Anfällen durch Vigabatrin, wobei eine Verschlechterung der Epilepsie nicht immer dem Medikament zugeschrieben werden muß. In Einzelfällen kam es zum Status epileptikus (DE KROM et al. 1995). Durch die Verabreichung von Vigabatrin können Myoklonien induziert werden (MARCIANI et al. 1995, NEUFELD und VISHNEVSKA 1995). Kürzlich wurde auch über 2 Patienten mit akuter Dyskinesie unter Vigabatrin berichtet (PROEST und RIED 1996).

Neuropsychologische Tests an Erwachsenen haben ergeben, daß die höheren mentalen Funktionen durch Vigabatrin nicht beeinträchtigt werden (DODRILL et al. 1995, MONACO 1996). Einige Patienten fühlten sich während der Vigabatrin-Therapie subjektiv besser als vorher (KALVIAINEN et al. 1990, MCGUIRE et al. 1992). Entsprechende Untersuchungen an Kindern wurden bisher nicht publiziert. Bei Erwachsenen wird über das Auftreten von schweren Verhaltensauffälligkeiten und psychotischen Reaktionen in etwa 3 % der Fälle berichtet, bei Kindern in bis zu 6 % (FERRIE et al. 1996). Besonders mental Behinderte können von psychotischen Reaktionen, Agression und Depression betroffen sein. Die Häufigkeit dieser Nebenwirkungen soll sich durch langsames Aufdosieren des Vigabatrins verringern lassen.

Einige Patienten entwickelten nach Zugabe von Vigabatrin zu verschiedenen anderen Antiepileptika eine akute Enzephalopathie mit Stupor, Konfusion, Verlangsamung der Grundaktivität im EEG und Kreislaufkollaps (SÄLKE-KELLERMANN et al. 1993, SHARIEF et al. 1993). Bei zu raschem Absetzen können Entzugsanfälle auftreten.

Das teratogene Potential von Vigabatrin scheint sehr gering zu sein. Das in Tierversuchen an Mäusen, Ratten und Hunden beobachtete intramyelinäre Ödem mit Mikrovakuolen in deren ZNS war beim Menschen im Autopsie- und Hirnbiopsiematerial von Patienten mit langdauernder Vigabatrin-Einnahme nicht nachweisbar (BUTLER 1989, PALJARVI et al. 1990, CANNON et al. 1991). Auch MRT-Verlaufsuntersuchungen ergaben keinen Hinweis auf Veränderungen der weißen Substanz durch Vigabatrin (KÄLVIÄINEN et al. 1996, VAN PAESSCHEN et al. 1996). Kurz- und Langzeitstudien zum Verhalten visuell, akustisch und somatosensorisch evozierter Potentiale ließen keine Alteration dieser Parameter durch Vigabatrin erkennen (SMITH et al. 1985, HAMMOND et al. 1988, COSI et al. 1989, LIEGEOIS-CHAUVEL et al. 1989, MAUGUIÈRE et al. 1997)

3.5 Interaktionen mit anderen Antiepileptika

Vigabatrin ist bemerkenswert frei von Medikamenteninteraktionen. Die Pharmakokinetik von Vigabatrin wird durch andere Antiepileptika nicht beeinflußt. Die an sich inerte Substanz ruft im Fall der Komedikation mit Phenytoin 4 bis 6 Wochen nach Beginn der Vigabatrin-Therapie unerklärlicherweise eine Abnahme der Serumkonzentration von Phenytoin um bis zu 20–30 % hervor, was sich aber in der Regel nicht negativ auf die Anfallsaktivität auswirkt, insofern ist dieser Befund ohne klinische Relevanz. Von Bedeutung ist, daß es keine Interaktion zwischen Vigabatrin und Alkohol gibt (RICHENS 1995).

3.6 Mögliche neuroprotektive Wirkung

Untersuchungen im Tierexperiment und an Patienten mit Temporallappenepilepsien lassen vermuten, daß epileptische Anfälle neuronale Schäden im Hippokampus verursachen. Die Hippokampusläsion ist progredient und führt vor allem zu Gedächtnisstörungen. Im tierexperimentellen Epilepsiemodell konnte gezeigt werden, daß Vigabatrin vor den neuronalen Schäden und dem Gedächtnisverlust schützen kann (PITKÄNEN 1996).

3.7 Praktische Anwendung

Seit Ende 1991 ist Vigabatrin in Deutschland zur antiepileptischen Zusatztherapie bei erfolglos vorbehandelten Patienten mit fokalen Anfällen, BNS-Krämpfen und Lennox-Gastaut Syndrom zugelassen (Sabril, Hersteller: Hoechst Marion Roussel, Filmtabletten à 500 mg, Beutel mit 500 mg Granulat).

Eine kurze Übersicht über das Anwendungsprofil von Vigabatrin gibt die Tabelle 10.

Sabril wird ein- oder zweimal täglich oral verabreicht. Als Anfangsdosis wird bei Erwachsenen 2 g/Tag empfohlen. Die Dosis kann schrittweise um 0,5 oder 1 g pro Tag erhöht werden, wobei aber Tagesdosen über 4 g kaum noch eine bessere Wirksamkeit erwarten lassen. Die übliche Tagesdosis bei Erwachsenen ist demnach 2–4 g. Kinder benötigen auf das

Tabelle 10. Anwendungsprofil von Vigabatrin

- Noch begrenztes Anwendungsspektrum (Add-on-Therapie*)
  Gute Wirksamkeit bei fokalen Epilepsien
  Geringere Wirksamkeit bei generalisierten Epilepsien
  Besonders gute Wirkung bei BNS-Krämpfen und bei der Tuberösen Hirnsklerose
- Tagesdosis
  Erwachsene: 1–4 g
  Kinder: 40–100 mg/kg (BNS-Krämpfe: –150 mg/kg)
- Tägliche Einmal- bis Zweimalgabe
- Schneller Wirkungseintritt
- Keine Interaktionen mit anderen Antiepileptika**
- Bestimmung der Serumkonzentration nicht notwendig
- Verhältnismäßig wenige Nebenwirkungen

* Zulassung zur Monotherapie wird in Kürze erwartet
** Ausnahme: klinisch nicht relevante Reduktion der Plasmakonz. von Phenytoin

Körpergewicht bezogen eine relativ höhere Tagesdosis. Man kann bei ihnen mit 40 mg/kg/Tag beginnen, je nach Effekt kann die Dosis bis auf 80–100 mg/kg/Tag (bei BNS-Krämpfen bis 150 mg/kg/Tag) gesteigert werden. Wird Vigabatrin abgesetzt, so sollte dieses schrittweise über mehrere Wochen erfolgen, um Entzugsanfälle zu vermeiden. Da es keine direkte Beziehung zwischen der Serumkonzentration und der Wirkung von Vigabatrin gibt, ist die Bestimmung der Serumkonzentration unnötig.

3.8 Gegenwärtiger Stellenwert von Vigabatrin in der Epileptologie

Der gegenwärtig erkennbare, besondere Stellenwert von Vigabatrin in der Epileptologie ergibt sich vor allem aus der guten Wirksamkeit bei fokalen Epilepsien im Erwachsenen- und Kindesalter in Verbindung mit fehlenden Interaktionen mit anderen Antiepileptika und verhältnismäßig geringen Nebenwirkungen. Nachteile sind mögliche psychotische Reaktionen und eine mäßige Toleranzentwicklung. Zur Behandlung primär generalisierter Epilepsien ist es nach den bisherigen Erfahrungen eher nicht geeignet. Vigabatrin ist bei der Tuberösen Hirnsklerose und bei BNS-Krämpfen den herkömmlichen Therapien weit überlegen. Nach meiner Einschätzung ist es auch besonders gut bei der Behandlung fokaler Epilepsien bei schwerst mehrfach behinderten Kinder mit infantilen Zerebralparesen wirksam.

anderen Autoren [illegible] geringen Befunden [illegible] mögliche postoperative [illegible] und eine [illegible] Zur Behandlung [illegible] ist es nach den bisherigen Erfahrungen [illegible] bei der [illegible] bei RNS-[illegible] Therapie [illegible] Nachuntersuchung ist es [illegible] bei der Behandlung [illegible] bei schwerst [illegible] behinderten Kindern mit [illegible].

4 Lamotrigin (Lamictal®)

Das Phenyltriazin Lamotrigin unterscheidet sich chemisch von den anderen gegenwärtig genutzten Antiepileptika. Es war ursprünglich als ein Folsäureantagonist unter der Vorstellung entwickelt worden, daß der Folsäureantagonismus zur Anfallsunterdrückung genutzt werden könnte. Dieser Wirkmechanismus trifft aber für Lamotrigin nicht zu. Lamotrigin unterdrückt selektiv die epileptische Aktivität in Form der anhaltenden Depolarisationen und repetitiven hochfrequenten Entladungen durch eine prolongierte Inaktivierung der spannungskontrollierten Natrium-Kanäle in der präsynaptischen neuronalen Membran. Dabei blockiert es die pathologische, nicht aber die physiologische Freisetzung der exzitatorischen Aminosäuren Glutamat und Aspartat, denen eine Schlüsselstellung bei der Auslösung und Ausbreitung epileptischer Anfälle zukommt (LEACH et al. 1986, CHEUNG et al. 1992, MELDRUM 1994). Im Tierexperiment entspricht das antiepileptische Wirkprofil von Lamotrigin dem von Carbamazepin und Phenytoin (MILLER et al. 1986, WHEATLEY and MILLER 1989). Da in Tierexperimenten nach zerebralen Ischämien die exzitotoxische Wirkung von Glutamat und Aspartat, welche entscheidend zur bleibenden Schädigung des Hirngewebes beitragen, durch Lamotrigin gehemmt wird, kommt dieser Substanz wahrscheinlich auch beim epilepsiekranken Menschen, vor allem bei Patienten mit Status epileptici, eine neuroprotektive Wirkung zu.

4.1 Pharmakokinetik

Die wichtigsten pharmakokinetischen Daten vom Lamotrigin sind in der Tabelle 11 zusammengestellt, es handelt sich hierbei um Werte von Erwachsenen.

Lamotrigin wird rasch und nahezu vollständig resorbiert, es wird zu 55 % an Plasmaprotein gebunden und folgt einer linearen Kinetik. Die Halbwertszeit der Elimination beträgt bei Erwachsenen 29 Stunden, in Kombination mit anderen Antiepileptika ist sie aber variabel: die Leberenzym-induzierenden Antiepileptika Carbamazepin, Phenytoin und Phenobarbital verkürzen sie auf etwa 15 Stunden, Valproat und wahrscheinlich Felbamat verlängern sie auf etwa 60 Stunden (Peck 1991, Fitton und Goa 1995). Entwicklungsbedingte Veränderungen

Tabelle 11. Pharmakokinetische Daten von Lamotrigin

	Lamotrigin
Vollständige Resorption	+ (98 %)
t_{max} (h)*	ca. 3
$t_{1/2}$ (h)**	ca. 29
mit enzymaktiv. AE	ca. 15
mit Valproat	ca. 60
Proteinbindung (%)	55
Lineare Kinetik	+
Tage bis zum Steady-State***	3–15
Einzeldosen pro Tag	1–2
Enzyminduktion	0
Interaktionen	LTG ↓ durch enzyminduzierende AE, LTG ↑ durch VPA; CBZ-E ↑ durch LTG?

* Zeit bis zur maximalen Plasmakonzentration
** Halbwertszeit der Elimination bei Erwachsenen
*** in Abhängigkeit von der Komedikation
AE = Antiepileptika; LTG = Lamotrigin; VPA = Valproat; CBZ-E = Carbamazepin-Epoxid
↑ ↓ = Erhöhung bzw. Herabsetzung der Plasmakonzentration

Tabelle 12. Halbwertszeit der Ausscheidung von Lamotrigin bei Erwachsenen und Kindern (nach VAUZELLE-KERVROEDAN et al. 1996)

Altersgruppe	Zahl der Patienten	Komedikation	t1/2 (h)
Erwachsene	mehrere Studien	keine AE	ca. 25–30
Erwachsene	mehrere Studien	enzyminduzierende AE	ca. 15
Erwachsene	mehrere Studien	Valproat	ca. 60
Kinder (2,5 ± 1,4 J)	10	keine AE	21,9 ± 6,8
Kinder (2,2 ± 1,2 J)	11	enzyminduzierende AE	7,7 ± 1,8
Kinder (3,0 ± 1,7 J)	10	Valproat	44,7 ± 10,2

t½ = Halbwertszeit; MW=Mittelwert; AE=Antiepileptika; J = Jahre

der Pharmakokinetik führen bei Kindern zu kürzeren Halbwertszeiten der Ausscheidung als bei Erwachsenen (BATTINO et al. 1995, VAUZELLE-KERVROEDAN et al. 1996), die Tabelle 12 zeigt die altersbedingten Unterschiede.

4.2 Wirksamkeit im Erwachsenenalter

4.2.1 Add-on-Studien

Die Wirksamkeit von Lamotrigin wurde im Rahmen randomisierter Plazebo-kontrollierter Doppelblind-Studien an Erwachsenen mit therapieresistenten fokalen Anfällen mit oder ohne sekundäre Generalisierung nachgewiesen. Die Ergebnisse von 10 Studien sind in der Tabelle 13 zusammengefaßt (FITTON und GOA 1995).

Die zusätzliche Verabreichung von 50–500 mg Lamotrigin pro Tag führte zu einer Anfallsreduktion von mehr als 50 % bei 7–67 % der Patienten (BINNIE et al. 1989, JAWAD et al. 1989, LOISEAU et al. 1990, SANDER et al. 1990, SCHAPEL et al. 1991,

Tabelle 13. Wirksamkeitsnachweis von Lamotrigin bei Patienten mit schweren therapierefraktären fokalen Epilepsien

- 10 Plazebo-kontrollierte Add-on-Studien mit 515 auswertbaren Patienten:
  Anfallsreduktion > 50 % bei 7-45% (-67%)* der Patienten (Mittelwert der Studien 32 %)
- 27 offene Add-on-Studien mit 677 Patienten:
  Anfallsreduktion > 50 % bei 32 % aller Patienten, davon Anfallsfreiheit bei 2 %;
  Anfallsreduktion > 50 % bei 38 % der Patienten mit generalisiert tonisch-klonischen Anfällen, davon Anfallsfreiheit bei 13 %

* abweichend hoher Wert in einer Studie

MATSUO et al. 1993, SCHMIDT et al. 1993, SMITH et al. 1993, MESSENHEIMER et al. 1994, STOLAREK et al. 1994). Die große Streuung reflektiert wahrscheinlich die unterschiedliche Dosierung und die variierende Zusammensetzung der Gruppen bezüglich der Therapieresistenz. In der größten Studie mit 191 Patienten, die Lamotrigin für 24 Wochen erhielten, erwies sich die höhere Tagesdosis von 500 mg im Vergleich zu der von 300 mg als wirksamer (mehr als 50 %ige Anfallsminderung bei 34 % bzw. 20 % der Patienten, MATSUO et al. 1993).

Im Vergleich zu diesem Ergebnis der kontrollierten Studien fand sich bei 677 Patienten aus 27 offenen Add-on Studien der etwas höhere Prozentsatz von 32 % von Respondern mit einer Reduktion der Anfallsfrequenz von mehr als 50 %, von denen in 2 % Anfallsfreiheit erzielt wurde (BINNIE 1992). Diese offenen Studien geben auch Hinweise darauf, daß Lamotrigin bei primär und sekundär generalisierten Anfällen (Anfallsminderung um mehr als 50 % bei etwa 40 % der Patienten) wirksamer ist als bei fokalen Anfällen (Anfallsminderung um mehr als 50 % bei etwa 30 % der Patienten). Die erwachsenen Patienten mit atypischen Absencen (60 % Responder) und mit atonischen Anfällen (58 % Responder) sprachen besonders gut auf Lamotrigin an (BINNIE 1992).

Auch nach Absetzen der Begleitmedikation blieb die Wirkung des Lamotrigin erhalten. Es gibt keine Anzeichen auf ein wesentliches Nachlassen der Wirksamkeit bei der Langzeitbehandlung (FAUGHT et al. 1992, CLIFFORD et al. 1994). Bei der retrospektiven Beurteilung von 223 ambulanten Patienten mit Lamotrigin als Zusatztherapie zeigte sich eine Wahrscheinlichkeit von 57 %, daß diese Patienten nach 40 Monaten noch Lamotrigin einnahmen (SCHAPEL und CHADWICK 1994).

Lamotrigin führte bei einem Teil der Patienten zu einer Verbesserung der Stimmungslage und der Lebensqualität (SMITH et al. 1993).

4.2.2 Monotherapie

Die Ergebnisse von zwei doppelblinden Monotherapie-Studien zum Wirksamkeitsvergleich von Lamotrigin mit Carbamazepin (BRODIE et al. 1995) bzw. mit Phenytoin (STEINER et al. 1994) bei Kindern ab 12 Jahren und Erwachsenen offenbarten eine ähnlich gute Wirksamkeit dieser drei Antiepileptika bei neu diagnostizierten fokalen Epilepsien ohne und mit sekundärer Generalisierung und primär generalisierten Epilepsien mit tonisch-klonischen Anfällen.

In die Vergleichsstudie Lamotrigin vs. Carbamazepin in Großbritannien wurden 260 Patienten aufgenommen, sie lief über 28 Wochen (BRODIE et al. 1995). Nach 4 Wochen betrug die Lamotrigindosis 150 mg/Tag, die Carbamazepindosis 600 mg/Tag. In den letzten 24 Wochen war der Anteil anfallsfreier Patienten für Lamotrigin und Carbamazepin gleich (39 % vs. 38 %). Es wurden mehr Patienten mit primär generalisierten tonisch-klonischen Anfällen (47 % in beiden Gruppen) als mit fokalen Anfällen anfallsfrei (35 % bzw. 37 %). Die Abbruchrate wegen Nebenwirkungen war für Lamotrigin erheblich geringer als für Carbamazepin (15 % vs. 27 %).

In einer nach dem gleichen Studiendesign angelegten doppelblinden Monotherapie-Studie Lamotrigin vs. Phenytoin, an der insgesamt 181 Patienten teilnahmen, zeigte Lamotrigin ebenfalls eine mindestens ebenso gute Wirksamkeit wie Phenytoin (43 % vs. 36 % anfallsfreier Patienten). Die mittlere Lamictal-Dosis betrug für Lamotrigin 150 mg/Tag, für Phenytoin 300 mg/Tag (STEINER et al. 1994).

In Rahmen einer weiteren offenen Monotherapie-Studie in Europa und Australien erhielten 115 Patienten 100 mg Lamotrigin pro Tag, 111 Patienten 200 mg Lamotrigin pro Tag und 117 Patienten 600 mg Carbamazepin pro Tag über 24 Wochen (REUNANEN et al. 1996). Die Wirksamkeit der antiepileptischen Therapie unterschied sich in den drei Gruppen nicht wesentlich: anfallsfrei wurden 60,4 % der Probanden mit 200 mg Lamotrigin, 51,3 % der Patienten mit 100 mg Lamotrigin und 54,7 % der Patienten mit 600 mg Carbamazepin. Lamotrigin wurde besser als Carbamazepin toleriert, der entsprechende Prozentsatz der Patienten mit Nebenwirkungen betrug 58 % (200 mg Lamotrigin), 53 % (100 mg Lamotrigin) bzw. 66 % (600 mg Carbamazepin).

In mehreren Studien, in denen Lamotrigin zunächst zusätzlich zu anderen Antiepileptika gegeben worden war, konnten die Begleitantiepileptika bei einem Teil der Patienten, bei denen Lamotrigin wirksam war, ganz abgesetzt und die Behandlung als Lamotrigin-Monotherapie erfolgreich fortgeführt werden (BASS et al. 1990, PISANI et al. 1991, FAUGHT et al. 1992, CLIFFORD et al. 1994, BRODIE und YUEN 1996). Die Lamotrigin-Dosis konnte unverändert beibehalten werden.

Im Rahmen einer umfangreichen Lamotrigin-Ersatzstudie wurden 347 Patienten rekrutiert, die durch Valproat (N = 117), Carbamazepin (N = 129), Phenytoin (N = 92) oder Phenobarbital (N = 9) nicht anfallsfrei geworden waren (BRODIE and YUEN 1996). Falls durch Lamotrigin eine Anfallsreduktion von mehr als 50 % erreicht worden war, wurde versucht, die anderen Antiepileptika abzusetzen und auf eine Lamotrigin-Monotherapie überzugehen. Die Add-on-Phase schlossen 73 % der Patienten ab (47 % Responder), bei 41 % wurde der Absetzversuch vorgenommen und 23 % erhielten schließlich eine Lamotrigin-Monotherapie. Bei diesen Patienten fiel die monatliche Anfallsfrequenz von durchschnittlich 6 auf 1,7. Bei 13 % der Patienten wurde der Umsetzversuch wegen Nebenwirkungen abgebrochen, welche von der Komedikation abhängig waren (Carbamazepin: Schwindel und Doppeltsehen, Phenytoin: Nervosität und Ataxie, Valproat: Hautausschlag und Tremor). Die Responderrate war für idiopathische generalisierte tonisch-klonische Anfälle (61 %) höher als für fokale Anfälle (43 %).

4.3 Wirksamkeit im Kindesalter

Mittlerweile liegen zahlreiche Einzelberichte und auch mehrere zusammenfassende Berichte über die Behandlung von Kindern mit Lamotrigin vor (Yuen und Rafter 1992, Hosking et al. 1994, Schlumberger et al. 1994, Uldall und Sommer 1994, Wallace 1994, Besag et al. 1995, Buchanan 1996b, Farrell 1996). Die Ergebnisse der verschiedenen Studien unterscheiden sich kaum, sie zeigen, daß Lamotrigin ein breites Wirksamkeitsspektrum hat und gut verträglich ist.

Die zusammengefaßten Daten von 285 Kindern im Alter bis zu 12 Jahren mit verschiedenen therapieresistenten Epilepsien aus 5 offenen Add-on-Studien mit Lamotrigin zeigten eine Anfallsreduktion von wenigstens 50 % bei 34 % der Kinder (Besag et al. 1995). Die Ergebnisse bei den verschiedenen Anfallsformen bei Kindern im Vergleich zu denen bei Erwachsenen sind in der Tabelle 14 gegenübergestellt.

Lamotrigin war bei Kindern mit typischen Absencen, atypischen Absencen und atonischen Anfällen am besten wirksam, weniger gut wirksam bei myoklonischen, generalisiert tonisch-klonischen und komplex-fokalen Anfällen. Deutliche Unterschiede zwischen Erwachsenen und Kindern zeigten sich bei den typischen Absencen (höhere Wirksamkeit bei den Kin-

Tabelle 14. Prozentsatz der Patienten mit mindestens 50%iger Anfallsreduktion nach 3 Monaten Lamotrigintherapie (nach BESAG et al. 1995)

Anfallsformen	Erwachsene (N = 677)	Kinder unter 13 Jahre (N = 285)
insgesamt	32	34
insgesamt fokal	30	31
einfach-fokal	24	14
komplex-fokal	31	34
sekundär generalisiert	42	33
Generalisiert tonisch-klonisch	38	30
Typische Absencen	34	53
Atypische Absencen	61	50
Myoklonische Anfälle	31	31
Klonische Anfälle	36	24
Atonische Anfälle	60	38

dern) und bei den atonischen Anfällen (bessere Effektivität bei den Erwachsenen). Praktisch kein Unterschied bestand bei den komplex-fokalen Anfällen (Responderrate bei den Kindern 34 %, bei den Erwachsenen 31 %), wodurch die Erfahrung bestätigt wird, daß komlex-fokale Epilepsien bei Kindern und Erwachsenen auf dieselben Medikamente gleich gut ansprechen (der scheinbare Wirksamkeitsunterschied bei den einfach fokalen Anfällen ist auf die sehr kleine Fallzahl bei den Kindern zurückzuführen).

Diese Beobachtungen bestätigten die Ergebnisse einer umfangreichen vorangegangenen Einzelstudie an 120 Kindern im Alter von 10 Monaten bis zu 16¾ Jahren mit verschiedenen Epilepsie-Syndromen (SCHLUMBERGER et al. 1994). Nach 3 Monaten waren 11 Patienten anfallsfrei und bei 34 war die Anfallsfrequenz um > 50 % zurückgegangen. Die besten Ergebnisse wurden bei Epilepsien mit Absencen, beim Lennox-Gastaut-Syndrom und bei anderen symptomatischen generalisierten Epilepsien erzielt. Die Nachbeobachtung von 42 Kindern nach 1 Jahr bzw. von 22 Patienten nach gut 2 Jahren ließ kein Nachlassen der Lamotrigin-Wirkung erkennen.

Die bisherigen Kurzzeit- und Langzeit-Studien mit Kindern zeigen ebenso wie die Studien an Erwachsenen, daß Lamotrigin bei generalisierten Anfällen besser wirksam zu sein scheint als bei fokalen Anfällen (HOSKING et al. 1994, ULDALL und SOMMER 1994, ULDALL und SOMMER 1996). Die verschiedenen Studien haben außerdem demonstriert, daß etwa 10–15 % der Kinder durch die Zugabe von Lamotrigin zur vorbestehenden Medikation ganz anfallsfrei wurden. Bemerkenswert ist auch die Beobachtung, daß die Kinder mit einer schweren mentalen oder neurologischen Behinderung ebenso gut auf die Behandlung mit Lamotrigin ansprachen wie Populationen ohne diese Charakteristika (UVEBRANT und BAUZIEN 1994, BESAG et al. 1995).

Auch während der Langzeitbehandlung mit Lamotrigin bleibt die antiepileptische Wirkung erhalten (SPENCER et al. 1993). Die Zusammenstellung der Daten von 143 Kindern mit intraktiblen Epilepsien zeigte bei den Kindern, bei denen Lamotrigin initial in den ersten 3 Monaten wirksam war, eine anhaltende Wirksamkeit über 1 bis 4 Jahre (HOSKING et al. 1994, BUCHANAN 1996b).

4.3.1 Auswirkung der Lamotrigintherapie auf Verhalten, Stimmung und Lebensqualität

Ebenso wie bei Erwachsenen wurde auch bei Kindern über subjektive Verbesserungen der Wachheit und des Verhaltens berichtet (HOSKING und SPENCER 1993). In zwei Studien zeigten die Hälfte bzw. Zweidrittel der mental und körperlich schwer behinderten Kinder und Jugendlichen mit therapierefraktärer Epilepsie eine Verbesserung der kognitiven Funktionen, der motorischen Funktionen und des Befindens durch Lamotrigin. Diese Patienten waren wacher, aufmerksamer, emotional stabiler, lachten häufiger, hantierten geschickter und zeigten eine Abnahme des Herauslaufens des Speichels aus dem Mund. Die autistischen Verhaltensweisen nahmen bei mehr als der Hälfte der Patienten ab (FOWLER et al. 1994, BUCHANAN 1995).

4.3.2 Wirksamkeit von Lamotrigin bei speziellen Syndromen des Kindes- und Jugendalters

Es gibt eine Reihe von Berichten über die Wirksamkeit der zusätzlichen Gabe von Lamotrigin und auch schon der Monotherapie bei verschiedenen speziellen Epilepsie-Syndromen des Kindes- und Jugendalters.

4.3.2.1 Epilepsien mit typischen und atypischen Absencen

Die gepoolten Daten der ersten Studien mit Lamotrigin an therapieresistenten pädiatrischen Patienten erbrachten bei 53 % der 30 Kinder mit therapieresistenten Absencen eine Anfallsreduktion von mehr als 50 % (HOSKING und SPENCER 1993). Von 12 weiteren Patienten mit typischen Absencen, die gegenüber Ethosuximid und Valproat (allein und in Kombination) resistent waren, brachte die Komedikation mit Lamotrigin eine Verbesserung bei 9 Patienten, Anfallsfreiheit bei 5 Patienten (FERRIE et al. 1993). In einer kürzlich publizierten Studie mit Video-EEG-Kontrollen wird angegeben, daß 10 von 12 Patienten mit refraktärer Absence-Epilepsie des Kindesalters und 8 von 12 Patienten mit juveniler Absence-Epilepsie anfallsfrei wurden (GERICKE et al. 1996). Auch die primäre Lamotrigin-Monotherapie erwies sich bei typischen Absence-Epilepsien als wirksam, 11 von 17 Kinder seien anfallsfrei geworden (AYALA et al. 1996). Die schon zitierte Studie von HOSKING and SPENCER (1993) ergab auch für atypische Absencen eine gute Responderrate für die Lamotrigin-Zusatztherapie: über 50 % Anfallsminderung bei 13 der 26 Kinder. Die kombinierte Anwendung von vergleichsweise hohen

Dosen von Valproat mit relativ niedrigen Dosen von Lamotrigin scheint besonders günstig zu sein (Wallace 1994).

4.3.2.2 Epilepsie mit myoklonischen Absencen

Über eine gute Wirksamkeit von Lamotrigin bei 6 von 8 Kindern mit therapieresistenten myoklonischen Absencen berichteten Manonmani und Wallace (1994). Die Komedikation bestand aus Valproat (2 Kinder), Valproat plus Ethosuximid (3 Kinder) sowie Ethosuximid plus Clonazepam (1 Kind). Ein Kind wurde anhaltend anfallsfrei, bei 5 Kindern wurde eine wesentliche Besserung erreicht.

4.3.2.3 Epilepsie mit juveniler Myoklonusepilepsie

Bei 15 Patienten mit therapierefraktärer juveniler Myoklonusepilepsie sistierten die Anfälle und die Myoklonien bei 11 Patienten, bei 3 weiteren Patienten traten keine weiteren GM-Anfälle auf, lediglich die morgendlichen Myoklonien persistierten (Gericke et al. 1996). Zwölf weitere Patienten mit juveniler Myoklonusepilepsie, die entweder Valproat nicht vertrugen oder ablehnten, wurden mit Lamotrigin behandelt. Fünf dieser Patienten wurden durch eine Lamotrigin-Monotherapie anfallsfrei, bei drei weiteren konnte wegen des Wiederauftretens von Myoklonien Valproat nicht abgesetzt werden (Buchanan 1996a).

4.3.2.4 Epilepsie mit astatischen Anfällen

In dem schon oben zitierten Bericht von Hosking und Spencer (1993) wird eine Anfallsreduktion von mehr als 50 % bei 38 % der 24 betroffenen Kinder angegeben. Alle 17 Kinder mit astatischen Anfällen, die im Rahmen einer weiteren Studie (Wallace 1993) mit Lamotrigin behandelt wurden, zeigten passager oder permanent eine Besserung, 6 wurden (bis zu 5

Jahre lang andauernd) anfallsfrei. Bei 7 Kindern mit einer zunächst monatelang anhaltenden guten Wirkung konnte nach dem Wiederauftreten von Anfällen durch Anpassung der Lamotrigin-Dosis und durch eine andere Verteilung der Tagesdosis in vier Fällen wieder Anfallsfreiheit erreicht werden. Bei einigen Kindern war der Effekt nur minimal.

4.3.2.5 Lennox-Gastaut-Syndrom

Wegen der besonderen Stellung dieser Epilepsieform unter den therapieresistenten Epilepsien sollen die bisher vorliegenden Erfahrungen mit Lamotrigin ausführlicher dargestellt werden. Von Lennox-Gastaut-Syndrom sollte aber nur geredet werden, wenn bestimmte Kriterien zutreffen, was aber leider nicht in allen Studien der Fall ist. Das Lennox-Gastaut-Syndrom ist eine maligne verlaufende Epilepsie, charakterisiert durch mehrere Anfallsformen einschließlich tonischer Anfälle, tonisch-astatischer oder atonisch-astatischer Anfälle, atypischer Absencen und generalisierter tonisch-klonischer Anfälle, durch mentale Retardierung oder Regression sowie durch EEG-Veränderungen mit generalisierten Sharp and Slow-wave-Entladungen, oft in Verbindung mit fokalen oder multifokalen hypersynchronen Potentialen (Dulac und N'Guyen 1993, Doose 1995).

Faßt man die bisher publizierten Erfahrungen mit Lamotrigin in unkontrollierten Studien bei Patienten mit Lennox-Gastaut-Syndrom zusammen (Tabelle 15), so ergibt sich, daß Lamotrigin bei dieser katastrophalen Epilepsie erstaunlich gut wirksam ist.

In vier der sieben Studien wurden Kinder und Erwachsene zusammen erfaßt. Etwa ein Fünftel der Patienten wurde durch die Zugabe von Lamotrigin anfallsfrei, und etwa die Hälfte der Probanden zeigte eine Anfallsminderung um mehr als 50 % (Oller et al. 1991, Timmings und Richens 1992, Schlumberger

Tabelle 15. Zusätzliche Gabe von Lamotrigin zur Behandlung von Patienten mit Lennox-Gastaut-Syndrom (unkontrollierte Studien)

Autoren	Anfalls-freiheit	> 50 % Anfalls-reduktion	Keine Wirkung
OLLER et al. 1991	8/24	12/24	4/24
TIMMINGS und RICHENS 1992	3/11	7/11	1/11
SCHLUMBERGER et al. 1993	3/10	3/10	4/10
UVEBRANT und BAUZIEN 1994	0/8	3/8	5/8
BUCHANAN 1995	3/12	4/12	5/12
SIEMES 1996	1/7	5/7	1/7
DONALDSON et al. 1997	1/16	7/16	8/16
Summe	19/88 (22 %)	41/88 (47 %)	28/88 (32 %)

et al. 1994, UVEBRANT und BAUZIEN 1994, BUCHANAN 1995, SIEMES 1996, DONALDSON et al. 1997). In einigen Fällen kam es auch zu einer Anfallszunahme, bei DONALDSON et al. (1997) war das sogar bei 33 % der Patienten der Fall. Die kritische Beurteilung der Studien läßt erkennen, daß die Ergebnisse in den ersten Publikationen aus den Jahren 1991–1993 deutlich günstiger ausfielen als in den später veröffentlichten der Jahre 1994–1997. Die wahrscheinliche Ursache ist eine unterschiedliche Klassifizierung der Epilepsien der untersuchten Patientenpopulationen. Es ist anzunehmen, daß in den ersten Lennox-Gastaut-Studien Kinder mit den prognostisch sehr viel günstigeren myoklonisch-astatischen Epilepsien (Doose-Syndrom) eingeschlossen wurden.

Kürzlich sind die Ergebnisse einer Plazebo-kontrollierten Add-on-Studie bei 148 Kindern mit Lennox-Gastaut-Syndrom publiziert worden (BILLARD et al. 1996). Die Erfolgsrate ist nicht so gut wie bei den unkontrollierten Studien, aber immerhin ein Drittel der Patienten erfuhr eine mehr als 50 % Anfallsreduktion (Tabelle 16).

Tabelle 16. Wirksamkeit von Lamotrigin in einer Plazebo-kontrollierten Add-on-Studie bei 148 Kindern mit Lennox-Gastaut-Syndrom (nach Billard et al. 1996)

	Prozentsatz der Patienten mit ≥ 50%iger Anfallsreduktion	
	Lamotrigin	**Plazebo**
Alle Anfälle	33	16
Sturzanfälle	37	22
Generalisiert tonisch-klonische Anfälle	43	20

4.3.2.6 BNS-Krämpfe

Nur eine geringe Wirksamkeit zeigte sich in der Studie von Schlumberger et al. (1994) bei 13 Kindern mit West-Syndrom: Anfallsfreiheit bzw. eine Anfallsreduktion von mehr als 50 % fand sich nur bei jeweils 15 % der Patienten. In einer anderen Studie war Lamotrigin bei 9 von 30 Kindern mit BNS-Krämpfen wirksam, bei denen sich Steroide, Valproat, Vigabatrin oder Benzodiazepine zuvor als unwirksam erwiesen hatten (Vegiotti 1994). Es soll jedoch darauf hingewiesen werden, daß nur Anfallsfreiheit und Verschwinden der Hypsarrhythmie als Erfolg gewertet werden kann, nur so kann die Prognose der Kinder verbessert werden, eine Anfallsreduktion ist völlig unzureichend.

4.3.2.7 Rett-Syndrom

Kürzlich wurde Lamotrigin auch mit Erfolg zur Behandlung von therapieresistenten Anfällen bei 4 Kindern mit einem Rett-Syndrom eingesetzt. Da über eine erhöhte Liquor-Glutamatkonzentration beim Rett-Syndrom berichtet worden war, könnte vom Lamotrigin erwartet werden, daß es diese durch Hemmung der Glutamatfreisetzung senkt (Uldall et al. 1993).

4.4 Spezielle Kombinationen mit anderen Antiepileptika

Von PANAYIOTOPOULOS et al. (1993) wurde ein günstiger synergistischer Effekt von Lamotrigin und Valproat bei einigen Patienten mit therapieresistenten generalisierten Epilepsien beschrieben. Im Rahmen einer Lamotrigin-Ersatzstudie mit 347 Patienten, bei denen Valproat, Carbamazepin, Phenytoin und Phenobarbital nicht zur Anfallsfreiheit geführt hatten und Lamotrigin zunächst zusätzlich geben wurde und das Endziel die Lamotrigin-Monotherapie war, zeigte sich, daß die Kombination von Valproat und Lamotrigin zu einer höheren Responderrate führte als die Kombination mit allen anderen Antiepileptika (BRODIE und YUEN 1996).

Bei Epilepsien, die sich bisher als völlig resistent gegenüber jeder Therapie erwiesen haben, kann die kombinierte Anwendung von Lamotrigin und Vigabatrin infolge der komplementären Wirkmechanismen dieser beiden Substanzen zu einer beträchtlichen Besserung führen (KIRKER und REYNOLDS 1990, STEWART et al. 1992, STOLAREK et al. 1994, SCHAPEL et al. 1996).

4.5 Verträglichkeit

Die Verträglichkeit von Lamotrigin ist sowohl bei Erwachsenen als auch bei Kindern insgesamt gut. Die Nebenwirkungen bei zusätzlicher Gabe von Lamotrigin betreffen vor allem das ZNS. Die häufigsten Nebenwirkungen von Lamotrigin in den doppelblinden, Plazebo-kontrollierten Studien waren Schwindel (38 %), Kopfschmerzen (29 %), Doppeltsehen (28 %), Ataxie (22 %), Übelkeit (19 %), Sehstörungen (16 %), Schläfrigkeit (14 %) und Erbrechen (9 %) (MESSENHEIMER 1995). In den kontrollierten Studien trat in etwa 10 % der Fälle ein Hautausschlag auf, dieser war die häufigste Ursache für den Therapieabbruch. Bei insgesamt 7 % der Patienten, die Lamotrigin

Tabelle 17. Gepoolte Nebenwirkungsdaten aus drei kontrollierten Monotherapie-Studien mit Lamotrigin im Vergleich zu Carbamazepin oder Phenytoin

Nebenwirkungen		Häufigkeit (%)	
	Lamotrigin (N=443)	Carbamazepin (N=246)	Phenytoin (N=95)
Kopfschmerzen	20	17	19
Asthenie	16	24	29
Hautausschlag	12	14	9
Übelkeit	10	10	4
Schwindel	8	14	13
Somnolenz	8	20	28
Schlaflosigkeit	6	2	3
Gripale Symptome	5	4	3
Rhinitis	4	4	2
Erbrechen	4	4	1
Ataxie	< 1	6	12

N = Zahl der Patienten

erhielten und bei 3 % der Patienten aus der Plazebogruppe wurde die Behandlung wegen nicht tolerierbarer Nebenwirkungen abgebrochen.

Bei Add-on-Studien ist allerdings die Bewertung der Tolerabilität durch die Interaktionen mit der Zusatzmedikation erschwert. Zur Beurteilung der Verträglichkeit sind die Daten aus Monotherapie-Studien sehr viel besser geeignet als aus Add-on-Studien. Im Falle vergleichender Monotherapie-Studien kann man vor allem auch die Unterschiede zu den anderen getesteten Antiepileptika erkennen. Die gepoolten Daten aus Lamotrigin-Vergleichsstudien mit Carbamazepin und Phenytoin sind in der Tabelle 17 zusammengestellt (FITTON und GOA 1995). Es zeigte sich in diesen Studien, daß Lamotrigin seltener wegen ZNS-Nebenwirkungen abgesetzt werden mußte als die beiden anderen Substanzen (Lamotrigin 2,5 %, Carbamazepin 7,7 %, Phenytoin 7,4 %) (BRODIE 1996). Die Absetzrate wegen Hautausschlägen unterschied sich bei den drei Substanzen nicht wesentlich (Lamotrigin 6,1 %, Carbamazepin 8,9 %, Phenytoin 5,3 %). Die Häufigkeit des Auftretens des Hautausschlages beim Lamotrigin war von der Initialdosis abhängig [100 mg (N = 85): 11,8 %; 50 mg (N = 131): 9,2 %; 25 mg (N = 226): 2,2 %]. Mit einer Inzidenz von 1:1000 muß mit schweren allergischen Hautreaktionen einschließlich des Stevens-Johnson-Syndroms und der toxischen epidermalen Nekrolyse gerechnet werden. Nach Absetzen von Lamotrigin heilen diese Hautreaktionen in der Regel aus, in Einzelfällen können aber irreversible Vernarbungen bestehen bleiben.

Lamotrigin wurde bei Kindern bisher fast ausschließlich in Kombination mit anderen Antiepileptika angewendet. Die häufigsten Nebenwirkungen der Add-on-Therapie bei Kindern im Vergleich zu Erwachsenen wurden von BESAG et al. (1995) zusammengestellt, siehe Tabelle 18.

In den ersten Add-on-Studien mit Lamotrigin bei Kindern stellte ein erythematöser oder makulo-papulöser Hautausschlag eine relativ häufige Komplikation dar, bis zu 10 % der Patienten waren betroffen (YUEN und RAFTER 1992, D'ARCY 1993, HOSKING und SPENCER 1993, SCHLUMBERGER et al. 1994). Der allergische Hautausschlag betraf überwiegend Patienten, die Valproat als Basismedikation erhielten oder bei denen Lamotrigin sehr rasch aufdosiert worden war. Diese Beobachtungen werden durch eine kürzlich durchgeführte Analyse von 1379 Patienten aus Plazebo-kontrollierten Studien gestützt (MANASCO et al. 1996). Von den mit Lamotrigin behandelten Patienten zeigten 9,6 % und von den mit Plazebo behandelten Patienten 4,8 % einen Hautausschlag. Dieser trat fast immer in den ersten 6 Wochen (meist in der 2. Woche) der Behandlung auf und bildete sich nach dem Absetzen von Lamotrigin rasch zurück. Durch eine einschleichende Dosierung kann die

Tabelle 18. Unerwünschte Ereignisse bei Kindern im Vergleich zu Erwachsenen während der Lamotrigin-Add-on-Therapie (nach BESAG et al. 1995)

Unerwünschte Ereignisse	Häufigkeit (%) Kinder (N=285)	Erwachsene (N=677)
Schläfrigkeit	16,8	14,9
Hautauschlag	16,5	6,4
Erbrechen	12,3	6,2
Zunahme der Anfallsfrequenz	11,6	2,5
Fieber	10,9	0,3
Infektion	9,8	1,0
Halsentzündung	9,8	2,1
Infekt der oberen Luftwege	8,4	0,9
Schnupfen	6,7	1,2
Ataxie	6,0	14,3
Kopfschmerzen	6,0	13,1
Bewegungsunruhe	5,6	0,3

N = Zahl der Patienten

Häufigkeit allergischer Hautreaktionen nachweislich verringert werden, sie kommt dann nur noch bei 2–3 % der Patienten vor (HOSKING und SPENCER 1993).

Bei Kindern muß man mit schweren allergischen Hautreaktionen einschließlich des Erythema multiforme, Stevens-Johnson-Syndroms oder Lyell-Syndroms mit einer Inzidenz von 1:300 bis 1:100 rechnen. Die makulo-papulöse Morphe und die Beteiligung der Schleimhäute in Verbindung mit hohem Fieber läßt manchmal an Masern denken. Leichtere Hautreaktionen treten bei Kindern häufiger auf als bei Erwachsenen (BESAG et al. 1996).

Falls Lamotrigin wegen eines leichter ausgeprägten Hautausschlages abgesetzt werden mußte, so kann man den Behandlungsversuch wiederholen, falls eine gute initiale Wirksamkeit diesen Wunsch aufkommen läßt. TAVERNOR und Mitarbeiter (1995) berichteten, daß bei 6 von 8 Patienten, bei denen Lamotrigin wegen eines Hautausschlages nicht weiter gegeben wurde, bei der erneuten Exposition kein Hautausschlag mehr auftrat. Auf Grund eigener Erfahrungen ist es dann aber sinnvoll, mit einer deutlich geringeren Dosis als es die allgemeinen Empfehlungen vorsehen, erneut zu beginnen und die Aufdosierung auch langsamer als dort angegeben vorzunehmen.

Lamotrigin hat bei einigen Kindern und Jugendlichen zu Tics und zu choreoathetotischen Bewegungsstörungen geführt. Eine Dosisreduktion führte zum Verschwinden dieser Nebenwirkungen (FROST et al. 1996).

Neben den unerwünschten Hautreaktionen sind als weitere seltene schwerwiegende Nebenwirkungen akutes Nierenversagen, Anämie, Leukopenie und Thrombopenie berichtet worden (SHORVON und STEFAN 1997).

In sehr seltenen Einzelfällen hat Lamotrigin zu tödlichen Komplikationen geführt, so zu fulminantem Leberversagen (MAKIN et al. 1995). Bei einem Patienten war ein tödlich verlaufendes Lyell-Syndrom aufgetreten, nachdem Carbamazepin zusätzlich zu Lamotrigin verabreicht worden war (STERKER et al. 1995).

Die Wirksamkeit der hormonellen Kontrazeptiva wird durch Lamotrigin nicht beeinträchtigt (HOLDICH et al. 1991). In Tierversuchen ergab sich kein Hinweis auf teratogene Effekte von Lamotrigin. Die Frage, ob Lamotrigin beim Menschen teratogen wirkt, kann zur Zeit noch nicht endgültig beantwortet werden, denn es liegen noch zu wenige klinische Daten vor. Die Analyse von 69 prospektiv beobachteten Schwangerschaftsverläufen während der Einnahme von Lamotrigin ergibt jedoch keinen Anhalt für spezifische teratogene Effekte dieser Substanz (RICHENS 1994).

Bisher liegen keine ausreichenden Erfahrungen mit Lamotrigin in der Stillzeit vor, es wird deshalb empfohlen, während der Behandlung mit Lamotrigin nicht zu stillen. Lamotrigin geht in einer Größenordnung von 40–45 % (bezogen auf die Plasmakonzentration) in die Muttermilch über, Nebenwirkungen wurden allerdings bei den gestillten Kindern nicht beobachtet.

4.6 Interaktionen mit anderen Antiepileptika

Lamotrigin kann mit allen anderen Antiepileptika kombiniert werden. Lamotrigin selbst verändert nicht die Plasmakonzentration der Begleitantiepileptika Carbamazepin, Phenytoin, Valproat, Primidon, Phenobarbital oder Ethosuximid. Von klinischer Bedeutung ist jedoch die Beobachtung, daß Lamotrigin die Plasmakonzentration des Hauptmetaboliten vom Carbamazepin, des CBZ–10,11-Epoxids, beträchtlich anheben kann, was in diesen Fällen zu den typischen klinischen Erscheinungen der Carbamazepinüberdosierung (Schwindel, Ataxie, Übelkeit, Nystagmus) führt (Warner et al. 1992, Wolf 1992). Wurde vor der Zugabe von Lamotrigin die maximale Dosis von Carbamazepin angewendet, so ist es ratsam, diese um etwa 20 % zu reduzieren.

Der Metabolismus von Lamotrigin wird durch andere enzyminduzierende Antiepileptika wie Phenytoin, Cabamazepin und Phenobarbital beschleunigt, die Halbwertszeit der Elimination von Lamotrigin wird dadurch auf die Hälfte gesenkt (von ca. 30 auf 15 Stunden). Valproat hingegen hemmt die Elimination von Lamotrigin, was in einer Verdoppelung seiner Halbwertszeit resultiert (Erhöhung auf 60 Stunden). Bei Patienten, die sowohl Valproat als auch ein enzyminduzierendes Antiepileptikum erhalten, heben sich die Veränderungen der Eliminationshalbwertzeit gegenseitig auf (Erikson et al. 1996). Diese Interaktionen, die Erwachsene und Kinder in gleicher Weise betreffen, sind von klinischer Wichtigkeit und müssen bei der Dosierung von Lamotrigin unbedingt berücksichtigt werden. Bei der Zugabe von Lamotrigin zu anderen Antiepileptika sind folgende Änderungen der Plasmakonzentrationen zu erwarten: bei Phenytoin keine, bei Carbamazepin keine Änderungen der Carbamazepinplasmakonzentrationen (trotzdem treten die Nebenwirkungen Schwindel, Doppeltsehen, Ataxie und Sehstörungen etwas häufiger auf als bei anderen enzymaktivierenden Antiepileptika) und bei Valproat Absinken der Valproat-Plasmakonzentration um 25 %. Wenn andere Antiepileptika zu Lamotrigin hinzugegeben werden, resultieren folgende Abweichungen: im Falle von Carbamazepin, Primidon oder Phenobarbital sinkt die Lamotrigin-Plasmakonzentration um etwa 40 % ab, im Falle des Phenytoin um 45–55 %. Bei Zugabe von Valproat steigt die Steady-state-Konzentration von Lamotrigin um mehr als das Doppelte an.

Die Interaktion von Lamotrigin und Valproat kann zu einem ausgeprägten Tremor führen, der nach Dosisreduktion abnimmt (Reutens et al. 1993, Brandl 1994).

4.7 Wert der Bestimmung der Lamotrigin-Serumkonzentrationen

Gerade das Bedürfnis nach Sicherheit bei der Behandlung mit einem neuen Antiepileptikum verleitet zu häufigen Bestimmungen der Serumkonzentrationen. Welchen Wert hat diese Untersuchung bei der Behandlung mit Lamotrigin? Klinische Lamotrigin-Studien haben keine eindeutige Beziehung zwischen den Lamotrigin-Serumkonzentrationen und der Wirksamkeit erkennen lassen. Es gibt bisher keinen gut definierten therapeutischen Bereich. Ebenso gibt es keine klare Beziehung zwischen der Lamotrigin-Serumkonzentration und der Häufigkeit von Nebenwirkungen. Eine eindeutig toxische Serumkonzentration ist nicht bekannt (Kilpatrick et al. 1996). Bei anfallsfreien Patienten wurden Serumkonzentrationen zwischen 1,4 und 18,7 µg/ml gemessen, in demselben Bereich lagen auch die Werte der Patienten, die über Nebenwirkungen berichteten. Daraus kann die Schlußfolgerung gezogen werden, daß routinemäßige Bestimmungen der Lamotrigin-Serumkonzentrationen unnötig sind. Bei der Dosierung von Lamotrigin sollte man sich von der individuellen Reaktion des Patienten auf dieses Medikament leiten lassen. In folgenden Situationen ist die Bestimmung der Lamotrigin-Serumkonzentration sinnvoll: keine Anfallsfreiheit trotz adäquater Dosis, Verdacht auf Intoxikation, insbesondere bei unklaren neurologischen und psychiatrischen Symptomen und bei Umstellung von einer Kombinationstherapie auf die Lamotrigin-Monotherapie, vor allem beim Absetzen von Valproat.

4.8 Praktische Anwendung

Lamotrigin wurde erstmalig 1993 zugelassen, seit 1996 erstreckt sich die erweiterte Zulassung auf folgende Anwendungsgebiete: Monotherapie zur Erstbehandlung fokaler und sekundär generalisierter Anfälle bei Erwachsenen und Kindern ab 12 Jahren; Zusatzbehandlung bei refraktären partiellen und sekundär generalisierten tonisch-klonischen Anfällen bei Erwachsenen und Kindern ab 12 Jahren; Zusatztherapie bei refraktär fokalen Anfällen sowie des refraktären Lennox-Gastaut-Syndroms bei Kindern im Alter von 4 bis 11 Jahren (Lamictal®, Hersteller bzw. Vertrieb: Wellcome/Desitin, Tabletten mit 5 mg, 25 mg, 50 mg, 100 mg und 200 mg).

Bis zum Herbst 1996 sind mehr als 400 000 Patienten mit Lamotrigin behandelt worden. Die gegenwärtig bekannten Vor- und Nachteile von Lamotrigin sind in der Tabelle 19 zusammengefaßt.

Zur Vermeidung der unerwünschten Hautreaktionen ist es grundsätzlich ratsam, mit einer niedrigen Dosis zu beginnen und langsam aufzudosieren. Die Anfangsdosis bei Erwach-

Tabelle 19. Anwendungsprofil von Lamotrigin

- Breites Anwendungsspektrum (Add-on- und Monotherapie)
  Wirksamkeit bei generalisierten und fokalen Anfällen
  bei Erwachsenen und Kindern
- Tagesdosis
  Erwachsene: 200–400 mg (Monotherapie; Polytherapie, außer Valproat)
  100–200 mg (Duotherapie mit Valproat)
  Kinder (< 12 Jahre): 5–15 mg/kg (Polytherapie, außer Valproat)
  1–5 mg/kg (Duotherapie mit Valproat)
- Tägliche Einmal- oder Zweimalgabe
- Große therapeutische Breite, routinemäßige Bestimmungen der Serumkonzentrationen sind unnötig
- Einige signifikante, vorhersehbare Interaktionen anderer Antiepileptika mit Lamotrigin
- Langsame Aufdosierung, vor allem in Kombination mit Valproat, notwendig
- Gute Verträglichkeit, selten schwere Nebenwirkungen (allergische Hautreaktionen)
- Weniger sedierend als andere Antiepileptika
- Verbesserung der Lebensqualität bei mental und neurologisch behinderten Patienten
- Keine Interaktionen mit oralen Kontrazeptiva

senen und Kindern ab 12 Jahren ohne Valproat sollte in den ersten beiden Wochen 25 mg/Tag (1x täglich) betragen, in den beiden darauffolgenden Wochen kann sie auf 50 mg/Tag (1x täglich) gesteigert werden. Die Erhaltungsdosis beträgt meist 200 bis 400 mg/Tag (1x täglich oder aufgeteilt in 2 Einzeldosen morgens und abends). Bei ungenügender Wirkung kann die Tagesdosis bis auf 500 mg erhöht werden. Bei Patienten mit der Komedikation von Antiepileptika außer Valproat kann in den ersten beiden Wochen mit einer Tagesdosis von 50 mg (1x täglich) begonnen werden, in den beiden folgenden Wochen kann die Dosis auf 100 mg/Tag (aufgeteilt in 2 Einzeldosen morgens und abends) erhöht werden. Die Erhaltungsdosis beträgt 200–400 mg/Tag, sie kann bei Bedarf bis auf 700 mg/Tag erhöht werden (Betts 1992, Matsu et al. 1996). Bei Patienten, die gleichzeitig Valproat einnehmen, sollte in den Wochen 1 und 2 mit 25 mg Lamotrigin jeden 2. Tag begonnen werden, nach 2 Wochen können dann 25 mg 1x täglich verabreicht werden. Die Erhaltungsdosis liegt bei 100–200 mg/Tag.

Kinder mit anderen enzyminduzierenden Antiepileptika (kein Valproat) sollten in den ersten 2 Wochen Lamotrigin in einer Dosis von 2 mg/kg/Tag erhalten, die Dosis kann dann für 2 weitere Wochen auf 5 mg/kg/Tag erhöht werden. Die Erhaltungsdosis liegt je nach Wirkung zwischen 5 und 15 mg/kg/Tag, bei den jüngeren Kindern liegt sie eher im oberen Bereich (1x täglich oder aufgeteilt in 2 Einzeldosen morgens und abends). In Kombination mit Valproat sollte die Lamotrigin-Anfangsdosis in den ersten beiden Wochen 0,2 mg/kg/Tag betragen. Nach 2 Wochen kann die Tagesdosis auf 0,5 mg/kg erhöht werden. Die Erhaltungsdosis beträgt 1 bis 5 mg/kg/Tag (1x täglich oder aufgeteilt in 2 Einzeldosen morgens und abends).

Im Falle der primären Lamotrigin-Monotherapie bei Kindern unter 12 Jahren (bisher noch keine Zulassung in Deutschland, jedoch in anderen europäischen Ländern) empfiehlt es sich, in den Wochen 1 und 2 mit 0,5 mg/Tag zu beginnen, in den beiden darauffolgenden Wochen auf 1 mg/Tag zu erhöhen und eine Erhaltungsdosis von 2–10 mg/Tag zu wählen.

Die hier angegebene langsame Aufdosierung von Lamotrigin verhindert weitgehend das Auftreten von Hautausschlägen. Sowohl bei Erwachsenen als auch bei Kindern sind aber trotzdem schwerwiegende Hautreaktionen mit einer Inzidenz von 1:1000 bzw. 1:300–1:100 zu erwarten, deshalb sollte bei allen Patienten, die eine Hautrötung entwickeln, diese Reaktion unverzüglich untersucht werden. Kommt keine andere Ursache als die Lamotrigintherapie in Frage, so sollte Lamotrigin sofort abgesetzt werden.

4.9 Stellenwert von Lamotrigin in der Behandlung von Epilepsien

Der besondere Stellenwert von Lamotrigin in der Epileptologie ergibt sich aus der breiten Wirksamkeit bei generalisierten und fokalen Anfällen in Verbindung mit einer guten Verträglichkeit und mit wenigen relevanten Interaktionen der anderen Antiepileptika mit Lamotrigin. Lamotrigin ist eines der wenigen Medikamente, das beim Lennox-Gastaut-Syndrom wirksam ist. Das günstige Nebenwirkungsprofil macht es den meisten konventionellen Antiepileptika überlegen. Es ist jedoch zu bedenken, daß, wie bei allen anderen neuen Antiepileptika, noch die Möglichkeit seltener schwerer Nebenwirkungen besteht. Ob Lamotrigin in Zukunft konventionelle Antiepileptika ersetzen wird, hängt von den Ergebnissen weiterer vergleichender Studien ab, nicht zuletzt auch vom zukünftigen Verkaufspreis des bisher noch sehr teuren Medikaments.

5 Felbamat (Taloxa®)

Felbamat ist ein Dicarbamat, das mit dem Tranquilizer Meprobamat strukturell verwandt ist. Die antiepileptische Wirksamkeit von Felbamat wurde im Rahmen des Antiepileptika-Entwicklungsprogramms des National Institute of Neurological Disorders and Stroke in den USA durch Screening-Untersuchungen an Tiermodellen gefunden. Im Tierversuch hat FBM ähnlich dem Valproat ein breites Wirkungsspektrum, dabei aber eine geringere Toxizität als die konventionellen Antiepileptika. Der genaue Wirkungsmechanismus von Felbamat ist noch nicht bekannt. Tierexperimentelle Untersuchungen weisen auf mehrere mögliche Mechanismen hin: Felbamat hat keinen direkten Effekt auf das GABA-System, verstärkt aber die GABA-Rezeptor-Antwort, außerdem hemmt Felbamat die Erregung am N-Methyl-D-Aspartat (NMDA)-Rezeptorkomplex (LEPPIK 1994, SOFIA 1995). Felbamat hat in Tiermodellen fokaler und globaler Ischämien einen neuroprotektiven Effekt (BERTORELLI et al. 1996).

5.1 Pharmakokinetik

Die wichtigsten pharmakokinetischen Daten des Felbamat sind in der Tabelle 20 zusammengestellt.

Felbamat wird fast vollständig absorbiert und zu etwa 25 % an Plasmaproteine gebunden. Seine Kinetik ist linear. Die Halbwertszeit der Elimination beträgt etwa 20 Stunden, sie wird durch Carbamazepin, Phenytoin und Phenobarbital auf 13–14 Stunden herabgesetzt, nur geringfügig durch Valproat (FISHER 1993). Felbamat wird etwa zur Hälfte unverändert im

Tabelle 20. Pharmakokinetische Daten von Felbamat

	Felbamat
Vollständige Resorption	+ (> 90 %)
t_{max} (h)*	2–6
$t_{1/2}$ (h)** mit enzymaktiv. Subst.	20–23 11–16
Proteinbindung (%)	23–25
Lineare Kinetik	+
Tage bis zum Steady-State	4
Tagesdosen	2–3
Enzyminduktion	(+)
Interaktionen	CBZ↓, CBZ-E↑, VPA↑, PHT↑, PB↑

*Zeit bis zur maximalen Plasmakonzentration
**Halbwertszeit der Elimination
CBZ = Carbamazepin; CBZ-E = Carbamazepin-Epoxid; VPA = Valproat; PHT=Phenytoin; PB = Phenobarbital;
↑ ↓ = durch Felbamat hervorgerufene Erhöhung bzw. Herabsetzung der Plasmakonzentrationen

Urin ausgeschieden. Die Clearance ist altersabhängig, und zwar bei jungen Kindern erheblich höher als bei Erwachsenen: der Mittelwert lag bei 2–12 Jahre alten Kindern um etwa 40 % über dem von 13–65 Jahre alten Erwachsenen (Banfield et al. 1996). Felbamat hat somit ein günstiges pharmakokinetisches Profil durch gute Bioverfügbarkeit, niedrige Plasmaproteinbindung, eine relativ lange Halbwertszeit, lineare Kinetik und Fehlen bedeutender aktiver Metaboliten.

5.2 Wirksamkeit im Erwachsenenalter

Mittlerweile liegen Wirksamkeitsstudien mit Felbamat an mindestens 1600 Patienten vor, davon erhielten etwa 400 Patienten Felbamat in Monotherapie.

Tabelle 21. Nachweis der Wirksamkeit von Felbamat bei Erwachsenen mit therapierefraktären fokalen Epilepsien

- 2 Plazebo-kontrollierte Add-on-Studien:
  (Erfolgskriterium: Anfallsreduktion > 50 %)
  16% FBM vs 5 % PLZ (56 Patienten, maximale FBM-Dosis: 2600 mg/Tag, Leppik et al. 1991)
  36% FBM vs 11 % PLZ (28 Patienten, maximale FBM-Dosis: 3000 mg/Tag, Theodore et al. 1991)
- 1 prächirurgische Plazebo-kontrollierte Studie:
  (Erfolgskriterium: 4 Anfälle innerhalb von 4 Wochen)
  46 % FBM vs 88 % PLZ (61Patienten, maximale FBM-Dosis: 3600 mg/Tag, Bourgois et al. 1993)
- 2 Niedrigdosis-aktivkontrollierte-Monotherapie-Studien:
  (Erfolgskriterium: Anfallsreduktion > 50 %)
  39 % FBM vs 10 % VPA (gepoolte Daten von 155 Patienten, Sachdeo et al. 1992, Fraught et al. 1993)

FBM = Felbamat; PLZ = Plazebo

An Hand von zwei Plazebo-kontrollierten klinischen Add-on-Studien, einer prächirurgischen Monotherapie-Studie und zwei kontrollierten Monotherapie-Studien wurde die Wirksamkeit von Felbamat bei therapieresistenten Partialepilepsien nachgewiesen (Tabelle 21).

In den beiden ersten Studien mit dem klassischen Add-on-Design (Theodore et al. 1991, Leppik et al. 1991) hatten die Interaktionen von Felbamat mit anderen Antiepileptika die Interpretation der Ergebnisse erheblich erschwert. Deshalb wurde für die nächste Studie (Bourgois et al. 1993) ein anderes Design gewählt. Felbamat wurde im Rahmen der prächirurgischen Diagnostik im Vergleich zu Plazebo eingesetzt. Innerhalb von 3 Tagen wurde mit minimalen Nebenwirkungen aufdosiert, nachdem die anderen Antiepileptika abgesetzt oder wesentlich reduziert worden waren (prächirurgische, Plazebokontrollierte Monotherapie-Studie). Die Behandlungsdauer betrug 4 Wochen, und die Wirksamkeitsvariable war die Zeit bis zum 4. Anfall. Der Unterschied zwischen Felbamat und Plazebo war signifikant. Innerhalb von 8 Tagen hatten 88 % der Patienten aus der Plazebogruppe im Vergleich zu 46 % der Patienten mit Felbamat einen 4. Anfall.

In einer multizentrischen, doppelblinden, parallelen Studie wurde auch die Effektivität einer Felbamat-Monotherapie evaluiert (FRAUGHT et al. 1993). Die Patienten erhielten entweder Felbamat (3600 mg/kg/Tag) oder Valproat in niedriger Dosis (15 mg/kg/Tag) anstelle ihrer Standard-Antiepileptika (aktivkontrollierte Niedrigdosis-Studie). Felbamat war wirksamer als Valproat, eine mindestens 50 %ige Anfallsabnahme wurde bei 32 % der Patienten registriert. Felbamat zeigte in dieser Studie erheblich weniger Nebenwirkungen als in den Add-on-Studien. In einer weiteren Doppelblindstudie ergab die Felbamat-Monotherapie den noch höheren Patientenanteil von 45 % mit mehr als 50 %iger Anfallsreduktion (SACHDEO et al. 1992).

Über die Ergebnisse einer umfangreichen offenen Add-on-Studie mit 351 Erwachsenen und Kindern aus Italien, die mindestens 2 Monate mit 2400–3600 mg/Tag bzw. mit 30–45 mg/kg/Tag Felbamat behandelt worden waren, berichteten kürzlich AVANZINI und Mitarbeiter (1996). Von den 246 Patienten mit therapieresistenten fokalen Epilepsien ohne und mit sekundärer Generalisierung zeigten 52 % eine mehr als 50%ige Anfallsminderung, davon wurden 10 % anfallsfrei. Die Responderrate bei den Erwachsenen und Kindern unterschied sich nicht. Bei den 80 Patienten mit der Diagnose Lennox-Gastaut-Syndrom fand sich eine Responderrate von 60 %, lediglich 6 % wurden allerdings anfallsfrei. Falls es sich um generalisierte Epilepsien oder um Epilepsien handelte, bei denen unbestimmbar war, ob es sich um fokale oder generalisierte handelte (25 Patienten), so wurde eine Responderrate von 60 % mit Anfallsfreiheit bei 12 % genannt.

5.3 Wirksamkeit im Kindesalter

Die Wirksamkeit von Felbamat ist im Rahmen einer randomisierten Studie bei Kindern mit einem Lennox-Gastaut-Syndrom und mittels offener Studien bei verschiedenen anderen Epilepsieformen untersucht worden.

5.3.1 Lennox-Gastaut-Syndrom

Felbamat war das erste Antiepileptikum, dessen Wirksamkeit in der Behandlung von Patienten mit Lennox-Gastaut-Syndrom im Rahmen einer kontrollierten Studie nachgewiesen wurde (DULAC und N'GUYEN 1993). Diese multizentrische Plazebokontrollierte Studie schloß 73 Patienten (vorwiegend Kinder, mittleres Alter der Felbamat-Gruppe 12 Jahre, der Plazebogruppe 14 Jahre) mit erfolglos vorbehandeltem Lennox-Gastaut-Syndrom ein (Tabelle 22), die Patienten hatten vor der Studie im Durchschnitt 8 Antiepileptika erhalten (The Felbamat Study Group in Lennox-Gastaut Syndrome 1993).

Die mit Felbamat behandelten Patienten zeigten eine signifikante Reduktion der Gesamtzahl aller Anfälle um 19 % (Plazebogruppe: Zunahme um 4 %) und der atonischen Anfälle um 34 % (Plazebogruppe: Abnahme um 9 %). Bezüglich der tonischen Anfälle fand sich eine inverse Relation zwischen

Tabelle 22. The Felbamat Study Group in Lennox-Gastaut Syndrome (USA 1993)*

	Pat.-Zahl	Mittl. Alter	Änderungen der Anfallsfrequenz		
			Alle Anfälle	Atonische Anfälle	Generalisiert tonisch-klonische Anfälle
Felbamat	37	12 J	– 19 %	– 34 %	– 40 %
Plazebo	36	14 J	+ 4 %	– 9 %	+ 12 %

* Felbamat im Vergleich zu Plazebo 10 Wochen lang doppelblind als Zusatztherapie, näheres siehe Text; J = Jahre

der Anfallsfrequenz und der Plasmakonzentration von Felbamat. Die generalisierten tonisch-klonischen Anfälle nahmen unter Felbamat um 40 % ab, in der Plazebogruppe um 12 % zu. Die Eltern der Patienten berichteten auch über eine deutliche Besserung des Allgemeinbefindens der Kinder durch die Felbamat-Behandlung und über weniger Verletzungen. Art und Häufigkeit der Nebenwirkungen waren in beiden Gruppen gleich. In der anschließenden offenen Folgestudie hielt der Effekt von Felbamat mindestens 12 Monate lang an, aus der Studie ergibt sich somit kein Hinweis auf eine Toleranzentwicklung gegenüber Felbamat. Nach 12 Monaten war bei etwa der Hälfte der Patienten die Gesamtzahl der Anfälle um mindestens 50 % zurückgegangen. Die Frequenz der astatischen Anfälle hatte bei zwei Drittel der Patienten um mehr als 50 % abgenommen (DODSON 1993).

Die Auswirkungen der Felbamat-Therapie auf 20 Patienten im Alter von 2 bis 19 Jahren mit dem Lennox-Gastaut-Syndrom werden von den Eltern dieser Patienten als günstig beschrieben, das Sozialverhalten, die intellektuellen Funktionen, Wachheit, Konzentrationsvermögen und Gedächtnis hätten sich verbessert (GAY et al. 1995).

5.3.2 Fokale Epilepsien

CARMANT et al. (1994) verabreichten ebenfalls im Rahmen einer offenen Add-on-Studie 30 Kindern im Alter von 2 bis 17 Jahren mit therapierefraktären partiellen Anfällen zusätzlich zur Basismedikation Felbamat in einer Dosis bis 45 mg/kg/Tag. Die Hälfte der Patienten zeigte eine mehr als 50 %ige Anfallsreduktion.

Kontrollierte Studien zur Wirksamkeit von Felbamat bei partiellen Anfällen liegen für das Kindesalter bisher nicht vor.

5.3.3 Andere Epilepsieformen

Felbamat wurde in einer offenen Studie zur Behandlung verschiedener extrem therapieresistenter Epilepsien bei Kindern (fokale Epilepsien, Lennox-Gastaut-Syndrom, multifokale Epilepsien) eingesetzt, 68 % zeigten eine mehr als 50 %ige Anfallsreduktion (FERRARO et al. 1994). Ein weiterer Bericht beschreibt die Wirksamkeit von Felbamat als Zusatztherapie und Monotherapie bei 58 Kindern mit verschiedenen Epilepsien außer dem Lennox-Gastaut-Syndrom (LOOKADOO et al. 1995). Nach einer mittleren Behandlungszeit von 10 ½ Monaten senkte Felbamat die Anfallsfrequenz um mindestens 50 % ab: bei 7 von 9 Kindern mit myoklonischen Anfällen, bei 5 von 9 Kindern mit generalisiert tonisch-klonischen Anfällen, bei 3 von 6 Kindern mit atypischen Absencen und bei 27 von 36 Patienten mit komplex-partiellen oder sekundär generalisierten Anfällen. Appetitlosigkeit und Schlafstörungen waren die häufigsten Nebenwirkungen.

Drei Kinder mit therapierefraktären BNS-Krämpfen (ACTH: 2 Kinder, multiple andere Antiepileptika: 1 Kind) zeigten eine Anfallsreduktion von 60 %, 70 % bzw. > 90 % (ESPE-LILLO et al. 1993). Drei von 4 Kindern mit BNS-Krämpfen, bei denen die konventionellen Therapien (ACTH, Valproat, Clonazepam) versagt hatten, seien durch Felbamat innerhalb einer Woche anfallsfrei geworden (HURST und ROLAN 1995).

Felbamat führte auch bei einem Jungen mit erworbener epileptischer Aphasie, der nicht auf Valproat, Primidon, Azetazoamid und Ethosuximid angesprochen hatte, nach etwa 3 Monaten zur Anfallsfreiheit (GLAUSER et al. 1995).

Felbamat scheint nach ersten klinischen Beobachtungen auch bei idiopathischen generalisierten Epilepsien wirksam zu sein, beispielsweise bei juvenilen Myoklonus-Epilepsien (SACHDEO et al. 1992) und Absence-Epilepsien, die nicht auf Ethosuximid und Valproat ansprechen (DEVINSKY et al. 1992, THOMPSON et al. 1993).

5.4 Verträglichkeit

Felbamat ist insgesamt gut verträglich. In den kontrollierten Studien mit Felbamat als Zusatztherapie waren Kopfschmerzen (37 %), Übelkeit (34 %), Appetitmangel (19 %), Schläfrigkeit (19 %), Schlafstörungen (18 %), Schwindel (18 %), Müdigkeit (17 %) und Erbrechen (117 %) die häufigsten Nebenwirkungen (SHORVON und STEFAN 1997). Bei etwa 12 % der Erwachsenen kam es wegen nicht tolerierbarer Nebenwirkungen zum Therapieabbruch. Die Häufigkeit unerwünschter Wirkungen ist unter Monotherapie deutlich geringer als unter Polytherapie (LEPPIK 1995).

Die Nebenwirkungsprofile von Felbamat bei Erwachsenen und Kindern unterscheiden sich nicht wesentlich. Die wichtigsten unerwünschten Wirkungen von Felbamat bei Kindern sind in der Tabelle 23 zusammengestellt.

Bei Felbamat-Monotherapie sind Appetitlosigkeit, Müdigkeit, Schlaflosigkeit und Gewichtsverlust die am häufigsten beklagten Nebenwirkungen. Der Gewichtsverlust kann beträchtlich sein (BERGEN et al. 1995). Hypersensitivitätsreaktio-

Tabelle 23. Felbamat-assoziierte Nebenwirkungen bei Kindern (JENSEN 1993)

	Polytherapie (N = 306)	**Monotherapie (N = 76)**
Appetitlosigkeit	5,9 %	2,6 %
Müdigkeit	5,9 %	2,6 %
Schlaflosigkeit	5,6 %	1,3 %
Erbrechen	2,6 %	0 %
Gewichtsverlust	1,6 %	2,6 %
Übelkeit	1,6 %	0 %
Ataxie	1,3 %	0 %

N = Zahl der Patienten

nen wie anaphylaktischer Schock, Stevens-Johnson-Syndrom, bullöse Eruptionen und epidermale Nekrolyse sind in Einzelfällen vorgekommen, außerdem Thrombopenien (Ney et al. 1994).

Von entscheidender Bedeutung ist jedoch, daß nach der Zulassung in den USA außerordentlich schwere lebensbedrohliche Nebenwirkungen beobachtet wurden. Bei 32 Jugendlichen und Erwachsenen im Alter von 13–76 Jahren (Median 40 Jahre) sind 72–339 Tage (Median 163 Tage) nach Beginn der Felbamat-Therapie sowohl tödlich (10 Patienten) als auch nichttödlich verlaufende aplastische Anämien aufgetreten. Aufgrund der Datenanalyse muß mit einem Risiko dieser Komplikation bei etwa 1:5000 mit Felbamat behandelten Patienten gerechnet werden. Nicht alle neuen Fälle wurden durch Routine-Blutuntersuchungen frühzeitig erkannt. Etwa 70 % der betroffenen Patienten überlebten durch eine Immuntherapie oder durch die Knochenmarktransplantation, das Risiko für einen tödlichen Verlauf beträgt etwa 1:12 000–1:17 000. Der zugrunde liegende Mechanismus konnte bisher nicht aufgeklärt werden. Weiterhin sind in einer Häufigkeit von 1: 25 000 bis 1: 35 000 behandelte Patienten tödlich verlaufene, hepatotoxische Reaktionen bekannt geworden (zum Vergleich: die fatale Valproat-Hepatotoxizität kommt in einer Häufigkeit von 1:10 000 bis 1:50 000 vor).

5.5 Interaktionen mit anderen Antiepileptika

Felbamat zeigt eine ganze Reihe klinisch wichtiger Interaktionen mit anderen Antiepileptika, diese sind in der Tabelle 24 aufgeführt (Leppik 1994).

Durch die Zugabe von Felbamat kann die Plasmakonzentration von Phenytoin dosisabhängig um 20 bis 60 % ansteigen, diejenige von Valproat um etwa 30–50 % und die von Phenobarbital um rund 25 %. Im Gegensatz dazu fällt die Carbama-

Tabelle 24. Interaktionen von Felbamat mit anderen Antiepileptika

Änderungen der Plasmakonz. nach Zugabe von FBM
• Anstieg von PHT und VPA um 20–40 %
• Abfall von CBZ um 20 %; Anstieg des CBZ-Epoxids um 50 %
• Abfall des FBM durch CBZ, PHT, PB, geringfügig durch VPA

FBM = Felbamat; PHT = Phenytoin; VPA = Volproat;
CBZ = Carnamazepin; PB = Phenobarbital

zepinkonzentration um etwa 25 % ab, wenn Felbamat hinzugegeben wird. Die Carbamazepin-Epoxid-Konzentration steigt dabei andererseits um etwa 50 % an, was zu Nebenwirkungen führen kann. Wenn auch die verfügbaren Daten erst gering sind, so gibt es doch Hinweise, daß die Plasmakonzentration von Felbamat durch Carbamazepin, Phenytoin und Phenobarbital um etwa 20 % abgesenkt wird und daß Valproat nur zu geringfügigen Änderungen der Felbamat-Konzentration führt. Felbamat hat keine signifikanten Wirkungen auf Clonazepam, Vigabatrin und Lamotrigin.

Die zahlreichen Interaktionen machen die Zuordnung auftretender Nebenwirkungen schwierig, denn sie können entweder durch Felbamat selbst oder die veränderten Plasmakonzentrationen der Begleitmedikation verursacht sein. Beim Aufdosieren von Felbamat muß dann je nach Nebenwirkung die Dosis der Komedikation (bei Müdigkeit) oder auch vorübergehend die Dosis von Felbamat (vor allem bei Appetitlosigkeit und Schlafstörungen) reduziert werden. Kommt es zu Schlafstörungen, sollte die letzte Felbamatdosis nicht später als 16 Uhr verabreicht werden. Es scheint sinnvoll zu sein, bei Auftreten von Nebenwirkungen die Felbamat-Serumkonzentration zu bestimmen, denn es besteht eine klinische Korrelation zwischen der Serumkonzentration und den typischen Nebenwirkungen (Harden et al. 1996). Der therapeutische Bereich der Serumkonzentrationen ist noch nicht genau definiert, er liegt zwischen 10 und 160 mg/l.

5.6 Praktische Anwendung

In den USA war Felbamat 1993 ursprünglich in Poly- oder Monotherapie zur Behandlung fokaler Anfälle mit oder ohne Generalisation bei mindestens 14 Jahre alten Patienten sowie als Zuatztherapie bei Patienten mit Lennox-Gastaut-Syndrom ab dem Alter von 2 Jahren zugelassen worden. Wegen des möglichen Auftretens letal verlaufender aplastischer Anämien und hepatotoxischer Reaktionen darf es in den USA jetzt nur noch bei Patienten eingesetzt werden, die auf andere Medikamente nicht ansprechen.

Felbamat ist in Deutschland ebenso wie in zahlreichen anderen europäischen Ländern ausschließlich zur Behandlung des Lennox-Gastaux-Syndroms zugelassen worden, lediglich in Schweden und Norwegen ist die Zulassung auf refraktäre fokale Epilepsien erweitert worden (Taloxa®-Tabletten mit 400 mg und 600 mg, Suspension mit 600 mg/5 ml; Hersteller Schering-Plough). Es wird dazu geraten, Felbamat nur durch spezialisierte Epilepsiezentren verordnen zu lassen. Die Einnahme dieses Medikamentes setzt normale Bluttests bezüglich der Funktion des blutbildenden Systems und der Leber voraus und während der Felbamat-Therapie sind diese Werte laufend zu überprüfen.

Die Tabelle 25 gibt eine Kurzübersicht über die Vor- und Nachteile dieses neuen Antiepileptikums.

Die Anfangsdosis von Felbamat bei Jugendlichen und Erwachsenen (Zusatztherapie) ist 600–1200 mg/Tag, verteilt auf 2–3 Dosen. In wöchentlichen Abständen kann die Dosis in 600–1200 mg Schritten dann bis auf 3600 mg/Tag erhöht werden, die Enddosis sollte dann auf 3–4 Einzeldosen verteilt werden. Bei Kindern kann die Felbamat-Therapie mit einer Tagesdosis von 7,5–15 mg/kg, verteilt auf 2 bis 3 Einzeldosen, begonnen werden. Die Felbamat-Tagesdosis kann dann in wöchentlichen Schritten um 7,5–15 mg/kg gesteigert werden, bis der Patient 45 mg/kg, verteilt auf 3–4 Einzeldosen, erhält. Die

Tabelle 25. Anwendungsprofil von Felbamat

- Breites Anwendungsspektrum (Add-on- und Mono-Therapie)
  Gute Wirksamkeit bei generalisierten und fokalen Anfällen
- Tagesdosis
  Erwachsene: 1200–3600 mg
  Kinder: 15–45 mg/kg
- 3–4 Einzeldosen täglich
- Serumkonz.: 20–45 µg/ml
- Zahlreiche bedeutsame Interaktionen mit anderen Antiepileptika
- Gute Verträglichkeit, jedoch schwere lebensbedrohliche Nebenwirkungen (Panzytopenien, Hepatotoxizität)

Dosis der Begleitantiepileptika Carbamazepin, Phenytoin, Valproat und Phenobarbital sollte von Beginn der Felbamat-Therapie an um 20–30 % reduziert werden, im Verlauf der Felbamat-Therapie müssen noch Dosisanpassungen dieser Medikamente vorgenommen werden. Die maximal mögliche Felbamat-Dosis ist noch nicht bekannt, auch noch deutlich höhere Dosen sind gut verträglich.

Vor Beginn der Therapie und alle 2 Wochen während der Felbamat-Therapie müssen Blutbild und Leberfunktion [Aspartataminotransferase (AST), Alaninaminotransferase (ALT), Bilirubin] überprüft werden. Tritt eine Neutropenie (Neutrophile < 1500/mm^3) oder Thrombopenie (Thrombozyten < 100 000/mm^3) auf, so ist es ratsam, Felbamat sofort abzusetzen.

5.7 Gegenwärtiger Stellenwert von Felbamat in der Epileptologie

Die breite Wirksamkeit und das günstige Nebenwirkungsprofil von Felbamat ließen zunächst vermuten, daß es, ebenso wie Carbamazepin oder Valproat, ein Mittel der ersten Wahl zur

Behandlung von Epilepsien des Erwachsenen- und Kindesalters werden könnte. Die aufgetretenen lebensbedrohlichen Nebenwirkungen in Form der aplastischen Anämien und des akuten Leberversagens schließen aber seine breite Anwendung aus. Felbamat ist aber nachgewiesenermaßen beim Lennox-Gastaux-Syndrom gut wirksam. Vor- und Nachteile der Anwendung von Felbamat bei diesen Patienten müssen individuell abgewogen werden, nur Ärzte mit besonderen Kenntnissen in der Epileptologie sollten dieses Medikament einsetzen. Im Rahmen eines Heilversuches kann es auch bei anderen katastrophalen Epilepsien (z.B. bei BNS-Krämpfen) angewendet werden, bei denen sich die konventionellen und die anderen neuen Antiepileptika als unwirksam erwiesen haben.

6 Gabapentin (Neurontin®)

Gabapentin als eine von der GABA abgeleitete Aminosäure war ursprünglich unter der Vorstellung synthetisiert worden, daß es als GABA-mimetische Substanz durch Interaktion mit dem GABA-System antikonvulsiv wirksam sein könnte. Es wurde jedoch durch eine Reihe tierexperimenteller Untersuchungen belegt, daß Gabapentin nicht mit den $GABA_A$-Rezeptoren interagiert (FISHER 1993; LEPPIK 1994). Es findet sich auch keine relevante Aktivität an anderen Neurotransmitter-Rezeptoren (z.B. Benzodiazepin-, Glutamatrezeptoren) und keine Interaktion mit spannungsabhängigen Ionenkanälen, die bei der Wirksamkeit einiger anderer Antikonvulsia eine Rolle spielen. Es wird an neu entdeckte Rezeptoren neuronaler Membranen in Hirnarealen mit exzitatorischen Synapsen gebunden, diese spezifischen Gabapentin-Bindungsstellen sind wahrscheinlich eng mit dem L-Aminosäuren-Transportsystem assoziiert (HILL et 1991, THURLOW et al. 1993). Gabapentin wird über dieses L-Aminosäuren-Transportsystem auch durch die Darmmukosa und durch die Blut-Hirnschranke transportiert. Tierversuche mit Gabapentin zeigen ein relativ breites antiepileptisches Wirkungsspektrum und eine geringe Toxizität, bei Absencen ist es allerdings im Tiermodell nicht wirksam (LEPPIK 1994). Der genaue Wirkungsmechanismus von Gabapentin ist noch nicht bekannt. Tierexperimente sprechen dafür, daß Gabapentin eine anxiolytische Wirkung ähnlich den Benzodiazepinen hat (BROWN et al. 1996).

6.1 Pharmakokinetik

Die wichtigsten pharmakokinetischen Daten von Gabapentin sind in der Tabelle 26 aufgeführt, alle Daten stammen von Erwachsenen.

Die Bioverfügbarkeit von Gabapentin ist dosisabhängig, der prozentuale Anteil der absorbierten Gabapentinmenge nimmt mit steigender Dosis ab. Bei einer Dosis von 300 mg Gabapentin beträgt die Bioverfügbarkeit etwa 60 %, bei einer Dosis von 600 mg etwa 40 % (VOLLMER et al. 1989). Mit Erhöhung der Dosis nimmt die Bioverfügbarkeit weiter ab. Entsprechend zeigte sich bei 14 gesunden Freiwilligen, daß zwar mit einer zunehmenden Gabapentin-Tagesdosis von 1200 mg, 2400 mg, 3600 mg und 4800 mg auch die Plasmakonzentration zunimmt, daß aber diese Zunahme nicht proportional ist (BOCKBRADER et al. 1996). Die Nahrung hat keinen Einfluß auf die Pharmakokinetik. Die maximale Plasmakonzentration wird 2–3 Stunden nach der Einnahme erreicht. Anders als Phenytoin, Valproat, Carbamazepin und Phenobarbital, welche eine Proteinbindung von 50–90 % aufweisen, wird Gabapentin über-

Tabelle 26. Pharmakokinetische Daten von Gabapentin

	Gabapentin
Vollständige Absorption	(35–60 %)
t_{max} (h)*	2–3
$t_{1/2}$ (h)**	5–7
Proteinbindung (%)	0
Lineare Kinetik	(+)
Tage bis zum Steady-State	1–2
Tagesdosen	3
Enzyminduktion	0
Interaktionen	0

*Zeit bis zur maximalen Plasmakonzentration
**Halbwertszeit der Elimination

haupt nicht an Protein gebunden. Die besonders kurze Halbwertszeit von 5–7 Stunden macht eine Verteilung des Tagesdosis, die bei Erwachsenen 900 bis 1800 mg beträgt, auf drei Dosen erforderlich. Nach wiederholten Gaben wird der Steady-state schon nach 1–2 Tagen erreicht. Gabapentin wird nicht metabolisiert, es wird unverändert ausschließlich über die Nieren ausgeschieden. Die Gabapentin-Plasma-Clearance verläuft parallel zur Kreatinin-Clearance. Gabapentin induziert nicht die Leberenzyme und zeigt keine nennenswerte Interaktionen mit anderen Antiepileptika (Fisher 1993, Kälviäinen et al. 1993). Der therapeutische Bereich der Gabapentin-Serumkonzentration ist noch nicht genau definiert.

6.2 Wirksamkeit im Erwachsenenalter

6.2.1 Zusatztherapie

Die Wirksamkeit von Gabapentin als Zusatztherapie wurde im Rahmen von 3 größeren doppelblinden, Plazebo-kontrollierten Multicenter-Studien an Jugendlichen ab 12 Jahren und Erwachsenen mit therapierefraktären einfach fokalen, komplex fokalen und sekundär generalisierten Epilepsien belegt, eine Übersicht gibt die Tabelle 27 (UK Gabapentin Study 1990, US Gabapentin Study Group 1993, International Gabapentin Study Group: Anhut et al. 1994). Zwei weitere kleinere, in Skandinavien durchgeführte Plazebo-kontrollierte Studien, in die insgesamt nur 87 Patienten eingeschlossen wurden, konnten wegen des geringen Stichprobenumfanges nicht getrennt ausgewertet werden, sie wurden aber in einer Meta-Analyse aller 5 kontrollierten Studien berücksichtigt.

In der britischen Gabapentin Studie erhielten 66 von 127 Patienten mit Partialepilepsien Gabapentin in einer Dosis von 1200 mg/Tag als Zusatztherapie (UK Gabapentin Study 1990). Nach drei Monaten wiesen 25 % dieser Gruppe eine Anfallsreduktion von mindestens 50 % auf. In einer weiteren Multi-

Tabelle 27. Wirksamkeitsnachweis von Gabapentin mittels Plazebo-kontrollierter Studien bei therapierefraktären fokalen Epilepsien

Studie	**Dosierung mg/Tag**	**Pat.zahl N**	**Anfallsreduktion ≥ 50 %**
UK GBP Study	GBP 1200	61	25 %*
Group (1990)	PLZ	66	~10 %
US GBP Study	GBP 600	49	~18 %
Group (1993)	GBP 1200	91	~18 %
	GBP 1800	53	~26 %**
	PLZ	95	~8 %
Internat. GBP	GBP 900	96	~23 %*
Study Group	GBP 1200	50	28 %**
(Anhut et al. 1994)	PLZ	99	~10 %

GBP = Gabapentin; PLZ = Plazebo
* $p < 0.05$; ** $p < 0.01$ versus PLZ

center-Studie mit insgesamt 306 Patienten (US Gabapentin Study Group 1993) wurden drei verschiedene Gabapentin-Dosierungen im Vergleich zu Plazebo verwandt: 600 mg/Tag, 1200 mg/Tag und 1800 mg/Tag. Die Responderrate (50 % Anfallsreduktion oder mehr) betrug jeweils 18 %, 18 % bzw. 26 %. In der dritten Studie (International Gabapentin Study Group: Bruni et al. 1991) wurden Tagesdosen von 900 mg/Tag bzw. 1200 mg/Tag im Vergleich zu Plazebo bei insgesamt 272 Patienten eingesetzt, die entsprechende Responderrate betrug in Abhängigkeit von der Dosis 23 % bzw. 28 %. Innerhalb der einzelnen Studien hatte sich keine eindeutige Dosis-Wirkungs-Beziehung gezeigt. Die Meta-Analyse der 792 Patienten aller drei genannten Plazebo-kontrollierten Studien einschließlich der zwei weiteren in Skandinavien durchgeführten kontrollierten Studien zeigte jedoch eine lineare Beziehung zwischen Dosis und Ansprechen der Patienten (Leidermann 1994). Gabapentin war bei gleicher Dosierung (1800 mg Tagesdosis) bei den Patienten mit sekundär generalisierten Anfällen besser wirksam (mehr als 50 %ige Anfallsreduktion bei 60 % der Patienten) als bei den Patienten mit einfach-fokalen oder komplex-fokalen Anfällen (mehr als 50 %ige Anfallsminderung bei jeweils etwa 39 % der Patienten).

Die ersten Ergebnisse der Langzeitbeobachtung von Patienten der US Gabapentin Study Group (2-Jahres-Interimbericht 1994, Handforth und Treiman 1994) zeigen eine anhaltende Wirksamkeit und Vertäglichkeit von Gabapentin.

Auch in einer Reihe offener Studien hat sich Gabapentin als Zusatztherapie bei therapierefraktären partiellen Epilepsien in Dosierungen bis maximal 3600 mg/Tag als wirksam erwiesen, dieses gilt für die Behandlung über einen Zeitraum bis zu 5 Jahren (Crawford et al. 1987, Bauer et al. 1989, Abou-Khalil et al. 1990, Schear et al. 1991, Abou-Khalil et al. 1992, Ojemann et al. 1992, Flierl et al. 1996, Meyer und Wolf 1996). Die Responderrate lag in diesen Studien zwischen 13 % und 50 %.

Bruni et al. (1996) berichteten kürzlich über 141 Patienten mit partiellen Anfällen aus Kanada, bei denen Gabapentin das erste Zusatzmedikament nach Versagen der Primärtherapie mit Carbamazepin oder Phenytoin war. Durch die Zugabe von Gabapentin waren nach 20 Wochen 47 % der Patienten anfallsfrei geworden, bei 74 % wurde eine mehr als 50 %ige Anfallsreduktion erreicht.

Eine kleine Zahl von Patienten mit primär generalisierten tonisch-klonischen Anfällen oder Absencen hat von der Anwendung von Gabapentin profitiert (Bauer et al. 1989, Abou-Khalil et al. 1992). In einer vor kurzem publizierten doppelblinden, Plazebo-kontrollierten Studie über die Zusatzbehandlung von 129 Patienten mit therapieresistenten generalisierten Epilepsien zeigte sich zwar ein Trend zu größerer Anfallsminderung generalisierter tonisch-klonischer Anfälle unter Gabapentin, der Unterschied zwischen Gabapentin und Plazebo war jedoch nicht signifikant (Chadwick et al. 1996b). Gabapentin hatte keinen Einfluß auf die Anfallshäufigkeit von Absencen und myoklonischen Anfällen.

6.2.2 Monotherapie

Im Rahmen einer vergleichenden Monotherapie-Studie Gabapentin vs. Carbamazepin bei neu diagnostizierten partiellen Epilepsien wurden die Patienten randomisiert und entweder (doppelblind im Hinblick auf die Dosierung) einer der folgenden drei Gabapentin-Gruppen: 300, 900, 1800 mg/Tag oder offen einer Gruppe mit Carbamazepin 600 mg/Tag zugeführt. Die Studie sah eine Beobachtungszeit von 24 Wochen oder länger vor (CHADWICK et al. 1996a). Von den Patienten erhielten 218 Gabapentin und 68 Carbamazepin. Der Prozentsatz der Patienten, bei denen das Medikament wegen Wirkungslosigkeit abgesetzt wurde, betrug für Gabapentin 51 % und für Carbamazepin 35 %. Bei 7 % der Patienten wurde Gabapentin wegen Nebenwirkungen abgesetzt, der entsprechende Prozentsatz für Carbamazepin betrug 26 %. Am Ende der Studie verblieben 37 % der Patienten auf Gabapentin und 45 % auf Carbamazepin. Gabapentin war somit weniger wirksam als Carbamazepin, aber besser verträglich, so daß am Ende der Studie ein etwa gleich hoher Prozentsatz von Patienten die Medikamente einnahm.

6.3 Wirksamkeit im Kindesalter

Es gibt bisher noch relativ wenige Daten zur Wirksamkeit von Gabapentin im Kindesalter.

6.3.1 Fokale Epilepsien

Zwei doppelblinde, Plazebo-kontrollierte Studien zur Behandlung von komplex-fokalen Anfällen bzw. von benignen fokalen Epilepsien des Kindesalters mit zentrotemporalen Sharp waves sind noch nicht abgeschlossen. Es liegen aber schon Daten einer Anschlußstudie an die kontrollierte Rolando-Epilepsie-Studie vor (TRUDEAU et al. 1996). An dieser Studie nahmen 60

Kinder im Alter von 4–13 Jahren teil, Gabapentin wurde in einer Dosierung von 15–60 mg/kg/Tag maximal 82 Wochen lang angewendet. Von diesen Patienten blieben 93 % anhaltend anfallsfrei. Bei 3 Patienten wurde Gabapentin wegen Wirkungslosigkeit abgesetzt, bei einem Kind wegen Verhaltensproblemen.

Die Ergebnisse von zwei offenen Gabapentin-Add-on-Studien bei Kindern sollen dargestellt werden. Die erste Studie schloß 32 Kinder mit therapierefraktären Partialepilepsien ohne oder mit sekundärer Generalisierung im Alter von 1 bis 18 Jahren ein (KHURANA et al. 1996). Bei 34 % der Kinder zeigte sich eine Reduktion der Anfallsfrequenz um mindestens 50 %. Von den 7 Kindern, die das Medikament länger als 6 Monate erhielten, wurden 2 anfallsfrei und 4 Kinder nahezu anfallsfrei (ein Krampfanfall im Abstand mehrerer Monate). Die angewandte Gabapentin-Tagesdosis betrug im Mittel 27 mg/kg (Spannweite 10–50 mg/kg). Das Medikament wurde von den meisten Kindern gut vertragen. Die wichtigsten Nebenwirkungen waren Verhaltensstörungen in Form von Hyperaktivität, Irritabilität und agitiertem Verhalten, vor allem bei Kindern mit mentaler Retardierung und vorbestehenden Konzentrationsstörungen, deshalb wurde Gabapentin bei 3 Kindern abgesetzt. Die Verhaltensauffälligkeiten waren nach Absetzen von Gabapentin reversibel. Eine Toleranzentwicklung wurde nicht festgestellt.

Eine zweite offene Studie mit Gabapentin als Zusatztherapie bei 74 Kindern mit therapierefraktären Anfällen (keine weiteren Angaben) im Alter von 2 bis 12 Jahren wurde in den USA durchgeführt (MIMS et al. 1996). Nach einer mittleren Behandlungsdauer von 12 Monaten (Spannweite 1 bis 24 Monate) zeigten 32 % der Kinder eine wenigstens 50 %ige Anfallsminderung bei einem Anfallstyp, 8 % der Kinder boten eine mehr als 50 %ige Zunahme der Anfallsfrequenz. Die häufigsten Nebenwirkungen waren Müdigkeit (18 %), Verhaltensprobleme (12 %) und Hyperaktivität (7 %).

6.3.2 Generalisierte Epilepsien

Gabapentin wurde in Monotherapie im Rahmen einer doppelblinden, Plazebo-kontrollierten Studie bei 33 Kindern (15 mit Gabapentin behandelt) mit neu aufgetretenen Absence-Epilepsien ohne Erfolg eingesetzt, worauf die Studie abgebrochen wurde.

6.4 Verträglichkeit

Zahlreiche Studien belegen, daß Gabapentin von den erwachsenen Patienten gut vertragen wird. Bei den mit Gabapentin behandelten Patienten von 6 Plazebo-kontrollierten Gabapentin-Add-on-Studien traten am häufigsten Schläfrigkeit (19,3 %), Schwindel (17,1 %), Ataxie (12,5 %) und Abgespanntheit (11 %) auf (BROWNE 1993a). In der Plazebogruppe waren Kopfschmerzen (9 %), gefolgt von Schläfrigkeit (8,7 %), Übelkeit/Erbrechen (7,1 %) und Schwindel (6,9 %) die häufigsten Nebenwirkungen. Andere Nebenwirkungen wie Nystagmus, Kopfschmerzen, Tremor und Doppeltsehen zeigten weniger als 10 % der mit Gabapentin gehandelten Patienten. Eine vergleichende Übersicht zeigt die Tabelle 28.

In den offenen Add-on-Studien mit Gabapentin waren Schläfrigkeit (36 %), Schwindel (27 %) und Ataxie (26 %) die häufigsten Nebenwirkungen (ABOU-KHALIL et al. 1992). Die initial berichteten Nebenwirkungen nahmen im Laufe der Zeit ab, Gabapentin scheint anhaltend gut verträglich zu sein (US Gabapentin Study Group 1994, HANDFORTH und TREIMAN 1994). In einigen neueren Publikationen wird über eine deutliche Gewichtszunahme bei einem beträchtlichen Prozentsatz von Patienten berichtet (ASCONAPÉ und COLLINS 1995, KING und BAYLES 1995). Es ist zu erwarten, daß ebenso wie bei den anderen neuen Antiepileptika die Nebenwirkungsrate bei Gabapentin-Monotherapie erheblich niedriger liegt.

Tabelle 28. Häufigste Nebenwirkungen von Gabapentin im Vergleich zu Plazebo bei Patienten aus 6 doppelblinden Plazebo-kontrollierten Add-on-Studien

Art der Nebenwirkung	Häufigkeit der Nebenwirkungen in Prozent	
	Standardtherapie plus Gabapentin N = 543	Standardtherapie plus Plazebo N = 378
Schläfrigkeit	19,3	8,7
Schwindel	17,1	6,9
Ataxie	12,5	5,6
Mattheit	11,0	5,0
Nystagmus	8,3	4,0
Kopfschmerzen	8,1	9,0
Tremor	6,8	3,2
Doppeltsehen	5,9	1,9
Übelkeit/Erbrechen	6,1	7,1

N = Zahl der Patienten

Es gibt einige Hinweise darauf, daß Gabapentin in Einzelfällen myoklonische, choreoathetotische oder dystone Bewegungsstörungen auslösen kann (Buetefisch et al. 1996, Reeves et al. 1996).

Die neuropsychologische Untersuchung von zwei Patientengruppen, die entweder Gabapentin- oder Carbamazepin-Monotherapie für 4–8 Monate erhalten hatten, ergab keine signifikanten Unterschiede (Dodrill et al. 1992). Einige Patienten berichteten über einen positiven psychostimulierenden Effekt von Gabapentin (Handforth und Treiman 1994). In einer doppelblinden, Plazebo-kontrollierten Studie mit unterschiedlichen Gabapentindosen (Tagesdosen von 1200 mg, 1800 mg bzw. 2400 mg) bei Patienten mit refraktären Epilepsien konnte kein Einfluß von Gabapentin auf die kognitiven Funktionen nachgewiesen werden (Leach et al. 1996). In einigen Studien hatte Gabapentin Auswirkungen auf Stimmung und Verhalten. Bei bis zu 22 % der Patienten wurden über dysphorische Störungen einschließlich erhöhter Reizbarkeit und Ängstlichkeit sowie Verhaltensänderungen in Form von affektiver Labilität, größerer Ungeduld und gelegentlichen Wutausbrüchen berichtet (CUGLEY und SWARTZ 1995, SCHANTZ et al. 1995).

Bei Kindern können durch Gabapentin induzierte oder schon vorbestehende, durch Gabapentin verstärkte Verhaltensstörungen ein besonderes Problem werden. So berichteten LEE und Mitarbeiter (1996) kürzlich, daß sich bei allen 7 Kindern, die mit Gabapentin behandelt wurden, Verhaltensprobleme zeigten: Wutausbrüche, Aggression gegen andere Personen, Hyperaktivität und Trotzreaktionen. Dosisreduktion oder Absetzen führte zum Verschwinden dieser Nebenwirkungen. In einem weiteren Bericht werden zwei Kinder beschrieben, die durch Gabapentin ein nicht mehr akzeptables aggressives Verhalten entwickelten (TALLIAN et al. 1996). In einer dritten Publikation wird diese Beobachtung bestätigt, denn bei drei Kindern mußte in mäßiger Dosierung angewendetes Gabapentin wegen resultierender Hyperaktivität und Aggressivität wieder abgesetzt werden (WOLF et al. 1996). Alle diese Kinder erhielten Gabapentin zusätzlich zu einer Basismedikation.

Bei den mehr als 500 000 bisher mit Gabapentin behandelten Patienten sind keine ernsten idiosynkratischen Reaktionen aufgetreten. Bei Vorliegen einer Niereninsuffizienz muß die Vigabatrindosis der renalen Kreatinin-Clearance angepaßt werden (BLUM et al. 1994). Die fehlende Metabolisierung von Gabapentin macht es möglich, dieses Medikament bei akuter intermittierender Porphyrie anzuwenden ohne eine metabolische Krise auszulösen (TATUM und ZACHARIAH 1995).

Bisher wurde der Verlauf von 17 Schwangerschaften während der Einnahme von Gabapentin beobachtet, wobei 2 Frauen Gabapentin in Monotherapie einnahmen, die übrigen in Kombination mit anderen Standardepileptika. Fünf Frauen entschieden sich zum Schwangerschaftsabbruch. Ein Kind, das in der 28. Schwangerschaftswoche verstorben war und multiple Fehlbildungen hatte, war neben Gabapentin auch Carbamazepin exponiert gewesen.

Die Möglichkeit einer Karzinogenität ist nicht gänzlich auszuschließen, aber sehr unwahrscheinlich. Bei männlichen Ratten, die 2 Jahre lang mit 2g /kg Gabapentin behandelt worden waren, hatte sich eine erhöhte Inzidenz eines Pankreastumors gefunden. Diese Tiere überlebten aber die Kontrolltiere, Metastasen traten nicht auf (CHADWICK 1994).

6.5 Interaktionen mit anderen Medikamenten

Gabapentin hat wegen der fehlenden Plasmaproteinbindung und Biotransformation keinen Einfluß auf die Plasmakonzentrationen anderer gleichzeitig verabreichter Antiepileptika (RADULOVIC et al. 1994). Auch die Pharmakokinetik von Gabapentin selbst wird durch andere Antiepileptika nicht verändert. Die Resorption von Gabapentin wird durch Aluminium/Magnesiumhydroxid-Antazida und durch Cimetidin leicht herabgesetzt. Gabapentin beeinflußt nicht die Wirksamkeit oraler Kontrazeptiva (ELDON et al. 1993).

6.6 Praktische Anwendung

Gabapentin (Neurontin®, Hersteller: Parke-Davis; Kapseln mit 100 mg, 300 mg und 400 mg) ist in mehreren europäischen Ländern zugelassen. In Deutschland kann es als Zusatztherapie zur Behandlung von Kindern ab dem 12. Lebensjahr und Erwachsenen mit Patialepilepsien mit oder ohne sekundäre Generalisierung verschrieben werden. Das Anwendungsprofil von Gabapentin zeigt die Tabelle 29.

Tabelle 29. Anwendungsprofil von Gabapentin

- Wirksamkeit bei fokalen und sekundär generalisierten Anfällen in Add-on- und Monotherapie
- Tagesdosis
  Erwachsene: 1200–2400 (–4800) mg
  Kinder: 15–30 mg/kg
- 3 Einzeldosen täglich
- Bestimmung der Serumkonzentrationen nicht notwendig
- Keine Interaktionen mit anderen Antiepeileptika
- Gute Verträglichkeit, keine schweren Nebenwirkungen

Bei Jugendlichen und Erwachsenen kann die Gabapentin-Therapie mit einer Tagesdosis von 600 mg oder 900 mg begonnen werden. Wegen der kurzen Halbwertszeit ist eine Verteilung auf 3 Dosen sinnvoll. Auf der Basis der klinischen Wirksamkeit kann innerhalb weniger Tage weiter gesteigert werden, eine Überprüfung der Serumkonzentrationen ist nicht notwendig. Bei Auftreten von Müdigkeit, Schwindel und Ataxie sollte langsamer gesteigert werden. Die bisher übliche Erhaltungsdosis schwankt zwischen 1200 mg und 2400 mg täglich, aber auch Tagesdosen bis zu 4800 mg sind schon ohne besondere Probleme angewandt worden. Bei Kindern wird eine Erhaltungsdosis von 15–30 mg/kg/Tag empfohlen.

6.7 Gegenwärtiger Stellenwert von Gabapentin in der Behandlung von Epilepsien

Der gegenwärtig noch nicht ganz festlegbare Stellenwert von Gabapentin in der Epileptologie ergibt sich aus der Wirksamkeit bei fokalen Epilepsien durch fehlende Interaktionen mit anderen Antiepileptika und verhältnismäßig wenig Nebenwirkungen. Wenn auch die Wirksamkeit von Gabapentin vergleichsweise geringer zu sein scheint als bei den anderen neuen Antiepileptika, so könnten doch Patienten mit leichter verlaufenden Epilepsien sowie Kinder mit benignen fokalen Epilepsien und ältere Menschen mit Epilepsien von den besonders günstigen pharmakokinetischen Eigenschaften und der guten Verträglichkeit dieser Substanz profitieren. Besondere Beachtung muß allerdings der Möglichkeit von Verhaltensstörungen bei Kindern geschenkt werden, vor allem bei Patienten mit vorbestehenden Auffälligkeiten.

7 Tiagabin (Gabitril®)

Tiagabin ist ein Nipecotsäurederivat, das durch die Bindung an einen lipophilen Carrier die Bluthirnschranke passieren kann. Der inhibitorische Neurotransmitter Gamma-Aminobuttersäure (GABA) wird von den präsynaptischen Nervenenden in den synaptischen Spalt freigesetzt. Die GABA wird an die postsynaptischen Rezeptoren gebunden, was zu einer Minderung der neuronalen Erregung führt. Aus dem synaptischen Spalt wird die GABA wieder in die präsynaptischen Nervenenden oder in die Gliazellen aufgenommen, damit verschwindet auch die GABA-Wirkung. Tiagabin hemmt spezifisch die Aufnahme der GABA in Neuronen und Gliazellen und verstärkt dadurch die GABA-Wirkung (Meldrum 1996). Tiagabin hat im Tierexperiment ein breites Wirkungsspektrum. In Tierversuchen ist es gut verträglich und ist weder karzinogen, mutagen noch teratogen. Im experimentellen Status epilepticus bei Ratten vermindert Tiagabin nicht nur die Zahl und Schwere der Anfälle, sondern reduziert auch die krampfinduzierte Läsion der Pyramidenzellen im Hippokampus und die damit verbundenen Gedächtnisstörungen (Halonen et al. 1996).

7.1 Pharmakokinetik

Eine Übersicht über die wichtigsten pharmakokinetischen Daten gibt die Tabelle 30.

Tiagabin wird rasch und vollständig aus dem Magen-Darm-Trakt absorbiert. Die maximale Plasmakonzentration ist nach 1–2 Stunden erreicht, es kommt nach ca. 10 Stunden zu einem

Tabelle 30. Pharmakokinetische Daten von Tiagabin

	Tiagabin
Vollständige Absorption	+ (90–95 %)
t_{max} (h)*	1–2
$t_{1/2}$ (h)**	5–8
Proteinbindung (%)	96
Lineare Kinetik	+
Tage bis zum Steady-State	1–2
Tagesdosen	3
Enzyminduktion	0
Interaktionen	TGB ↓ durch enzyminduzierende AE

* Zeit bis zur maximalen Plasmakonzentration
** Halbwertszeit der Elimination;
TGB = Tiagabin; AE = Antiepileptika;
↓ = Herabsetzung der Plasmakonzentration

zweiten Peak, was auf einen enterohepatischen Kreislauf hinweist. Gleichzeitige Nahrungsaufnahme halbiert die Absorptionsgeschwindigkeit und den Spitzenwert der Plasmakonzentration, nicht jedoch das Ausmaß der Absorption. Tiagabin wird fast vollständig an Plasmaproteine gebunden. Die Halbwertszeit der Elimination ist mit 5–8 Stunden verhältnismäßig kurz, die Verteilung der Tagesdosis auf drei Einzelgaben ist ausreichend. Tiabagin wird in der Leber mittels eines Isoenzyms (3A) des Cytochrom-p_{450}-Systems metabolisiert. Bei Lebererkrankungen ist die Metabolisierung von Tiagabin verlängert, was eine Dosisanpassung erforderlich macht. Tiagabin selbst hemmt oder induziert nicht metabolische Prozesse. Da die Nieren bei der Ausscheidung von Tiagabin nur eine geringe Rolle spielen, ist bei Nierenfunktionsstörungen keine Dosisanpassung notwendig.

7.2 Wirksamkeit bei Erwachsenen

7.2.1 Add-on-Therapie

Tiagabin erwies sich in fünf multizentrischen, doppelblinden, Plazebo-kontrollierten Add-on-Studien bei Patienten im Alter von 12–77 Jahren mit therapieresistenten fokalen Epilepsien ohne und mit sekundärer Generalisierung als wirksam. In diese Studien wurden 951 Patienten eingeschlossen, von denen 675 Patienten Tiagabin einnahmen (Lassen 1995). Die meisten Patienten litten langjährig unter Epilepsie, alle nahmen gleichzeitig ein oder mehrere Antiepileptika ein (Carbamazepin 72 % der Probanden). Im Mittel waren bei den Patienten schon 7 Antiepileptika zuvor angewendet worden. Tiagabin wurde in unterschiedlichen Dosen geprüft, die Zieldosen lagen zwischen 30 mg/Tag und 64 mg/Tag. Die Ergebnisse der Studien sind in der Tabelle 31 dargestellt.

Tiagabin führte zu einer signifikanten Reduktion der Anfallsfrequenz bei einfach partiellen, komplex fokalen und sekundär generalisiert tonisch-klonischen Anfällen. Die Responderrate (Prozentsatz der Patienten mit mehr als 50 %iger Anfallsminderung) betrug für alle Anfallsformen zusammen-

Tabelle 31. Meta-Analyse der Wirksamkeit von Tiagabin und Plazebo in 5 doppelblinden, plazebo-kontrollierten Add-on-Studien bei Patienten mit therapieresistenten partiellen Epilepsien

Anfallsformen	Responder		Mediane Abnahme der Anfallsfrequenz	
	Tiagabin	Plazebo	Tiagabin	Plazebo
Alle Anfallsformen	23 %	9 %	25 %	1 %
Komplex partiell	27 %	13 %	25 %	3 %
Einfach partiell	30 %	10 %	25 %	–2 %
Sekundär generalisiert tonisch-klonisch	40 %	30 %	35 %	0 %

genommen in der Tiagabingruppe 23 % gegenüber 9 % in der Plazebogruppe. Für alle Anfallsformen zusammengenommen und für die komplex fokalen Anfälle ergab sich eine Dosis-Wirkungs-Beziehung, die Responderrate betrug bei einer Tagesdosis von 24 mg 14 %, bei einer Tagesdosis von > 24 mg bis 48 mg 22 % und bei einer Tagesdosis von > 48 bis 64 mg 36 %.

Tiagabin wird in mehreren multizentrischen offenen Langzeitstudien angewendet, bis Ende 1995 wurden insgesamt 2185 Patienten eingeschlossen. Die Patientenzahl ergibt sich aus Anschlußstudien in Fortsetzung der Plazebo-kontrollierten Add-on-Studien und aus weiteren offenen Studien, in die alle Patienten aufgenommen wurden, welche durch die herkömmlichen Antiepileptika nicht ausreichend kontrolliert werden konnten (Lassen et al. 1995, Engelsman et al. 1996, Elger et al. 1996, Rademaker et al. 1996). Nach 6 Monaten Behandlung mit Tiagabin lag die mittlere Tagesdosis bei 45 mg/Tag, wobei eine Dosierung bis 80 mg möglich war. Mehr als 1 Jahr lang wurden 1236 Patienten behandelt, mehr als 2 Jahre 698 Patienten. Etwa 30–40 % dieser Patienten zeigten einen dauerhaften Behandlungserfolg, eine Toleranzentwicklung wurde nicht beobachtet. Wegen unerwünschter Ereignisse wurde die Behandlung bei 15 % der Patienten abgebrochen.

7.2.2 Monotherapie mit Tiagabin

Die Bewertung der Wirksamkeit eines neuen Antiepileptikums in den Add-on-Wirksamkeitsstudien ist wegen der möglichen Interaktionen mit den anderen gleichzeitig gegebenen Antiepileptika und wegen der außergewöhnlich schwer verlaufenden Epilepsien bei den ausgewählten Patienten nur bedingt möglich. Sehr viel aussagekräftiger sind Monotherapie-Studien. Man kann entweder bei Patienten mit refraktären Epilepsien die vorbestehende Medikation absetzen und das neue Antiepileptikum anwenden oder bei neu aufgetretenen Epilepsien das neue Antiepileptikum im Vergleich zu einem konventionellen Antiepileptikum einsetzen. Leider liegen bisher erst wenige Ergebnisse bezüglich des Einsatzes von Tiagabin in Monotherapie vor. Eine Reihe umfangreicher Multicenter-Studien sind allerdings begonnen worden. Mittels des doppelblinden Parallelgruppen-Designs wird Tiagabin in Europa und Australien in einer Dosierung von 15 ± 5 mg/Tag über 44 Wochen bei partiellen Anfällen im Vergleich zu Carbamazepin und bei primär generalisierten Anfällen im Vergleich zu Valproat geprüft.

In einer multizentrischen offenen Monotherapie-Studie zur Dosisfindung ergab sich bei den 12 Patienten, welche von den anfangs 31 Patienten bis zum Ende an der Studie teilnahmen, eine durchschnittliche endgültige Tagesdosis von 38,4 mg, die bevorzugte Einnahmefrequenz war dreimal täglich.

Im Rahmen einer doppelblinden, Plazebo-kontrollierten präoperativen Studie wurde die Wirksamkeit und Verträglichkeit von Tiagabin untersucht. Bei den Patienten wurden nach einer achtwöchigen Vorbeobachtungsphase die bestehende Medikation abrupt abgesetzt und Tiagabin im Vergleich zu Plazebo für sieben Tage angewandt. Von den 11 in diese Studie aufgenommenen Patienten brachen 6 Patienten wegen einer zu hohen Anfallsfrequenz die Behandlung vorzeitig ab (2 aus der Tiagabingruppe und 4 aus der Plazebogruppe). Unter Tiagabin traten deutlich weniger Anfälle auf als unter Plazebo.

In der bisher umfangreichsten Studie wurden Patienten von einer anderen Monotherapie auf Tiagabin umgestellt (SCHACHTER et al. 1995). Nach einer achtwöchigen Voruntersuchungsphase und einer sechswöchigen Titrationsphase erhielten die Patienten jeweils über 12 Wochen eine niedrige oder eine hohe Dosis Tiagabin (6 mg/Tag bzw. 36 mg/Tag). Von den 198 Patienten, die in randomisierter Form in die Studie aufgenommen worden waren, schlossen 34 Patienten der niedrigdosierten und 23 der hochdosierten Gruppe die Behandlung ab. In diesen beiden Gruppen kam es während der Tiagabin-Monotherapie zu einer signifikanten Abnahme komplex fokaler Anfälle. Der Anteil der Patienten, die wegen fehlender Wirksamkeit die Behandlung abbrachen, war in der niedrigdosierten Gruppe höher als in der hochdosierten (41 % vs. 29 %). Studienabbrüche wegen unerwünschter Ereignisse waren in der hochdosierten Gruppe signifikant höher als in der Gruppe mit niedriger Tiagabin-Dosierung (43 % vs. 23 %)

In Langzeitstudien mit einer Tiagabin-Monotherapie in einem Zeitraum bis zu 4 Jahren ist keine Toleranzentwicklung erkennbar (BITON et al. 1996, KÄLVIÄINEN et al. 1996).

7.3 Wirksamkeit bei Kindern

Über die Behandlung von Kindern mit Tiagabin sind erste vorläufige Ergebnisse publiziert worden (ULDALL 1995, BOELLNER et al. 1996, DULAC 1996).

Eine erste einfachblinde Studie bei Kindern im Alter von 2–15 Jahren mit therapierefraktären Epilepsien wurde mit Tiagabin in der Dosierung von 0,25–1,5 mg/kg/Tag durchgeführt (ULDALL et al. 1995). Von den 46 in die Studie aufgenommenen Kindern hatten 24 eine symptomatische oder kryptogene partielle Epilepsie, bei diesen fand sich eine Responderrate von 20 %. Bei den 22 Kindern mit primär generalisierten Epilepsien, die sich auf acht verschiedene Epilepsie-Syndrome verteilten, war die Bewertung der Wirksamkeit nicht möglich. Nur wenige dieser Kinder zeigten eine deutliche Reduktion der Anfallsfrequenz. Bis zu einer Tagesdosis von 1 mg/kg/Tag wurde Tiagabin gut vertragen.

In einer weiteren einfachblinden Add-on-Studie wurde die Wirksamkeit und Verträglichkeit von Tiagabin bei 52 Kindern mit verschiedenen Formen therapierefraktärer Epilepsien getestet (DULAC 1996). Tiagabin wurde in einer Dosierung von 0,25–1,5 mg/kg/Tag meist gut vertragen. Bei drei Kindern wurde die Tiagabin-Therapie wegen erheblicher Nebenwirkungen abgebrochen (Ataxie, depressive Verstimmung und

Schläfrigkeit). Die mediane Abnahme der Anfallsfrequenz betrug bei den fokalen Epilepsien 18 % (23 Patienten), keine Abnahme fand sich bei den generalisierten Epilepsien (22 Patienten).

Eine offene Pilotstudie bei 25 Kindern im Alter von 3–10 Jahren mit unkontrollierten partiellen Anfällen ergab bei den 21 Kindern, die mindestens 6 Monate Tiagabin erhalten hatten, eine ungewöhnlich hohe Responderrate von 90 % (Boellner et al. 1996). Sieben der Kinder hatten schon vorher ein anderes Antiepileptikum erhalten, 12 Patienten zwei Substanzen und 6 Kinder drei oder mehr Antiepileptika. Zweidrittel dieser 25 Patienten erhielten mindestens 2 Monate eine Tiagabin-Monotherapie. Alle Patienten unter Monotherapie waren mindestens 2 Monate anfallsfrei. Die mittlere Monotherapiedosis betrug nach mindestens 9 Monaten Tiagabintherapie 0,31 mg/kg/Tag. Bei keinem Kind wurde die Therapie wegen unerwünschter Ereignisse abgebrochen.

Die Ergebnisse der Behandlung von epilepsiekranken Kindern mit Tiagabin sind somit sehr uneinheitlich. Aus den bisher vorliegenden Ergebnissen kann man schließen, daß es bei partiellen Epilepsien wirksam ist, möglicherweise auch hoch wirksam. Fraglich ist aber die Effektivität bei primär generalisierten Epilepsien, weitere Studien sind zur Klärung dieser Frage notwendig.

7.4 Verträglichkeit

Im Laufe der 5 doppelblinden, Plazebo-kontrollierten Wirksamkeitsstudien berichteten 91 % der mit Tiagabin behandelten Patienten und 79 % der Patienten aus der Plazebogruppe über ein oder mehrere unerwünschte Ereignisse. In der Tiagabingruppe wurden folgende unerwünschten Wirkungen signifikant häufiger genannt: Schwindel, Müdigkeit, unspezifi-

Tabelle 32. Unerwünschte Wirkungen von Tiagabin im Vergleich zu Plazebo bei den Patienten mit therapierefraktären fokalen Epilepsien aus 5 doppelblinden, Plazebo-kontrollierten Add-on-Studien

Unerwünschte Wirkung	Tiagabin N = 675	Plazebo N = 363
Alle unerwünschten Wirkungen	91 %	79 %
Schwindel	30 %	13 %
Müdigkeit	24 %	12 %
Nervosität	12 %	3 %
Tremor	9 %	3 %
Durchfall	7 %	2 %
Depressive Verstimmung	5 %	1 %
Emotionale Labilität	5 %	1 %

N = Zahl der Patienten

sche Nervosität, Tremor, Durchfall, depressive Verstimmung und emotionale Labilität (Leppik 1995). Eine Übersicht über die Häufigkeit der wichtigsten unerwünschten Ereignisse gibt die Tabelle 32.

Zum Studienabbruch wegen nicht tolerierbarer Nebenwirkungen kam es bei 15 % der mit Tiagabin behandelten Patienten und bei 5 % der Patienten in der Plazebogruppe. Während der Einnahme hoher Dosen von Tiagabin (48 bzw. 60 mg/ Tag) in Kombination mit anderen Antiepileptika entwickelten drei Patienten einen nicht-konvulsiven Status epilepticus, der sich in einem Fall nach Dosisreduktion von Tiagabin und in den beiden anderen Fällen nach intravenöser Benzodiazepintherapie und dem Absetzen von Tiagabin zurückbildete (Schapel und Chadwick 1996).

Unter Berücksichtigung alle bisher vorliegenden Daten zur Verträglichkeit bei Erwachsenen können folgende Aussagen gemacht werden: 1. Die Nebenwirkungen traten am häufigsten in der Anfangsphase der Behandlung (während der Aufdosierung) auf, sie klangen meist nach 4–6 Wochen ab. 2. Eine signifikante Abhängigkeit der Häufigkeit der Nebenwirkungen von der Tiagabindosis fand sich nicht. 3. Während der Langzeitherapie traten keine neuen oder schwerwiegenden unerwünschte Ereignisse auf.

Tiagabin scheint von Kindern in etwa gleicher Weise wie von Erwachsenen vertragen zu werden. In einer einfachblinden Studie mit 52 Kindern wurden bei 83 % der Kinder mit Tiagabin meist vorübergehende, leicht bis mäßig ausgeprägte Nebenwirkungen beobachtet (DULAC 1996). Die häufigsten Nebenwirkungen waren Asthenie (19 %), Nervosität (19 %) Schwindel (17 %) und Schläfrigkeit (17 %).

In den bisher vorliegenden klinischen Studien wurden keine klinisch relevanten Veränderungen der hämatologischen oder biochemischen Parameter, der Vitalfunktionen oder des Körpergewichtes festgestellt.

Die Prüfung der Auswirkung der Tiagabintherapie auf die kognitiven Funktionen und die neuropsychologische Leistungsfähigkeit bei gesunden Probanden und bei Patienten mit Epilepsien zeigte keine klinisch bedeutsamen Unterschiede zwischen Tiagabin und Plazebo (DODRILL et al. 1993, KÄLVIÄINEN 1995).

7.5 Interaktionen mit anderen Antiepileptika und anderen Substanzen

Tiagabin verändert nicht die Serumkonzentrationen der anderen Antiepileptika mit Ausnahme von Valproat, dessen Serumkonzentration leicht (um 10–12 %) vermindert wird, was aber ohne klinische Bedeutung ist. Die Halbwertszeit der Ausscheidung von Tiagabin (5–8 Stunden) wird durch enzyminduzierende Antiepileptika auf 2–3 Stunden verkürzt, was eine Dosisanpassung von Tiagabin erfordert. Tiagabin zeigt keine Interaktion mit oralen Kontrazeptiva.

7.6 Praktische Anwendung

Seit Ende 1996 ist Tiagabin zur Zusatzbehandlung bei Patienten im Alter ab 12 Jahren mit fokalen Anfällen ohne und mit sekundärer Generalisierung, welche mit anderen Antiepileptika nicht ausreichend behandelbar sind, zugelassen (Gabitril®, Hersteller Novo Nordisk, Filmtabletten mit 5, 10 und 15 mg Tiagabin). Das Anwendungsprofil von Tiagabin zeigt die Tabelle 33.

Bei Jugendlichen und Erwachsenen kann die Tiagabin-Zusatztherapie mit einer Tagesdosis von 7,5–15 mg, verteilt auf drei Einzeldosen zu den Mahlzeiten, begonnen werden. In wöchentlichen Abständen kann die Tagesdosis um 5–15 mg bis zu einer Erhaltungsdosis von 30–50 mg pro Tag gesteigert werden, falls der Patient gleichzeitig Leberenzym-induzierende Arzneimittel einnimmt. Dosierungen bis zu 70 mg/Tag werden vertragen. Bei Patienten ohne enzyminduzierende Begleitmedikation ist eine niedrigere Erhaltungsdosis von 15–30 mg Tiagabin pro Tag ratsam. Tiagabin kann bei Patienten mit eingeschränkter Nierenfunktion, nicht jedoch bei schweren Leberfunktionsstörungen angewandt werden.

Tabelle 33. Anwendungsprofil von Tiagabin

- Wirksamkeit bei fokalen Anfällen ohne und mit sekundärer Generalisierung (Add-on-Therapie)
- Tagesdosis
  Erwachsene: 30–50 mg
  Kinder: noch nicht genau bekannt (0,25–1,5 mg/kg)
- Drei Einzelgaben täglich notwendig
- Wert der Bestimmung der Serumkonzentrationen noch unbestimmt
- Wenige signifikante Interaktionen mit anderen Antiepileptika
- Leicht bis mäßig ausgeprägte unerwünschte Nebenwirkungen
- Bisher keine schwerwiegenden, lebensbedrohlichen Ereignisse

7.7 Stellenwert von Tiagabin in der Epilepsiebehandlung

Der Stellenwert von Tiagabin in der Epileptologie ist gegenwärtig noch nicht bestimmbar. Über 3700 Patienten sind bis Juni 1996 im Rahmen klinischer Prüfungen mit Tiagabin behandelt worden. Die bisher vorliegenden klinischen Studien bei Erwachsenen zeigen seine Wirksamkeit bei fokalen Epilepsien ohne wesentliche Interaktionen bei verhältnismäßig guter Verträglichkeit. Tiagabin ist auch bei fokalen Epilepsien im Kindesalter wirksam.

8 Topiramat (Topamax®)

Bei Topiramat handelt es sich um ein Sulfamat-substituiertes Derivat des Monosaccharids Fruktose mit einer starken antikonvulsiven Aktivität. Es hat mehrere Wirkungsmechanismen. Es entfaltet seine Wirkung durch Blockade der spannungsabhängigen Natriumkanäle, durch Verstärkung der GABA-Transmission und durch Antagonismus an den Glutamat-Rezeptoren, außerdem hemmt es die Carboanhydrase. Im Tierversuch hat es ein breites Wirkungsspektrum, seine Wirkung beruht eher auf der Blockade der Ausbreitung epileptischer Aktivität als auf der Erhöhung der Krampfschwelle (Shank et al. 1994).

8.1 Pharmakokinetik

Die pharmakokinetischen Daten von Topiramat sind relativ günstig, sie sind in der Tabelle 34 aufgeführt.

Topiramat wird nach oraler Gabe gut absorbiert. Durch Nahrung wird die Geschwindigkeit der Absorption etwas verlangsamt, nicht jedoch deren Ausmaß. Topiramat wird minimal an Eiweiß gebunden und hat eine lineare Kinetik. Die Eliminationshalbwertzeit beträgt 18–23 Stunden und es wird etwa zu Zweidritteln unverändert über die Nieren ausgeschieden. Topiramat unterliegt etwa zu einem Drittel der Metabolisierung, die Halbwertszeit von Topiramat wird durch Carbamazepin und Phenytoin herabgesetzt. Topiramat ruft keine stärkeren Veränderungen der Plasmakonzentrationen von gleichzeitig angewendeten Antiepileptika hervor. Bei Nierenerkrankungen ist die Halbwertszeit von Topiramat verlängert, ebenso bei schweren Lebererkrankungen (Perucca 1996).

Tabelle 34. Pharmakokinetische Daten von Topiramat

	Topiramat
Vollständige Absorption	(+) (> 80 %)
t_{max} (h)*	1–4
$t_{1/2}$ (h)**	20–30
Proteinbindung (%)	15
Lineare Kinetik	+
Tage bis zum Steady-State	4–8
Tagesdosen	1–2
Enzyminduktion	0
Interaktionen	PHT ↑ und VPA ↓ durch TPM*** TPM ↓ durch enzyminduzierende AE

* Zeit bis zur maximalen Plasmakonzentration
** Halbwertszeit der Elimination
*** Klinisch nicht relevant
PHT = Phenytoin; VPA = Valproat; TPM = Topiramat; AE = Antiepileptika
↑ ↓ = Erhöhung bzw. Herabsetzung der Plasmakonzentration

8.2 Wirksamkeit bei Erwachsenen

8.2.1 Zusatztherapie

Aus den bisherigen Plazebo-kontrollierten klinischen Untersuchungen läßt sich ableiten, daß Topiramat als Zusatztherapie bei Patienten mit therapierefraktären fokalen Epilepsien eine hohe Wirksamkeit hat. In den USA und in Europa wurden insgesamt 6 doppelblinde, Plazebo-kontrollierte, randomisierte Studien mit Topiramat als Add-on-Therapie bei Patienten mit therapierefraktären Partialepilepsien ohne und mit sekundärer Generalisierung durchgeführt. Insgesamt wurden 743 Patienten im Alter von 15 bis 68 Jahren in diese Studien eingeschlossen, von diesen wurden 527 Patienten mit Topiramat in unterschiedlichen Dosen (200–1000 mg/Tag) behandelt (Martinez-Lage et al. 1995, Ben-Menachem et al. 1996, Faught

Tabelle 35. Abhängigkeit der Responderrate von der Topiramat-Tagesdosis in 6 doppelblinden Plazebo-kontrollierten Studien

Substanz	Dosis	Zahl der Patienten	Responder-rate
Plazebo	–	200	12 %
TPM	200	54	33 %
TPM	400	82	43 %
TPM	600	95	45 %
TPM	800	56	46 %
TPM	1000	99	52 %

TPM = Topiramat

et al. 1996, Privitera et al. 1996, Reife et al. 1996, Tassinari et al. 1996). Von den 527 mit Topiramat behandelten Patienten erhielten 57 % ein weiteres Antiepileptikum, 43 % zwei oder mehr Antiepileptika (Phenytoin, Carbamazepin, Valproat, Phenobarbital, Primidon, Clobazam oder Clonazepam).

Die Responderrate (Patienten mit mehr als 50 %iger Anfallsreduktion) aller sechs Studien zusammengefaßt betrug 44 % für Topiramat im Vergleich zu 12 % für Plazebo (Reife et al. 1996). Durch Topiramat wurden insgesamt 5 % der behandelten Patienten anfallsfrei, durch Plazebo kein einziger Patient. Die Responderrate war dosisabhängig, dieses belegt die Tabelle 35.

Für alle erfaßten Anfallsformen (einfach-fokale, komplexfokale, sekundär generalisierte tonisch-klonische Anfälle) ergab sich eine signifikante Reduktion der Anfallsfrequenz durch Topiramat, unabhängig davon, ob die monatliche Anfallsfrequenz niedrig oder hoch war. Die Tabelle 36 gibt eine Übersicht über diese Ergebnisse (Reife et al. 1996).

Die globale Beurteilung von Topiramat durch die Untersucher am Ende der Doppelblind-Phase ergab eine Verbesserung des Zustandes bei etwa 80 % Patienten im Vergleich zu 30 % bei Behandlung mit Plazebo. Am Ende der Behandlung

Tabelle 36. Meta-Analyse der Abnahme der mittleren Anfallsfrequenz durch die Topiramat-Zusatztherapie bei Patienten mit therapieresistenten fokalen Epilepsien in 6 Plazebo-kontrollierten Studien (Reife et al. 1996)

Anfallsfrequenz bzw. Anfallsformen	Abnahme der mittleren Anfallsfrequenz Topiramat %	Plazebo %
Anfallsfrequenz*		
Zahl 4 – < 9/Monat	44	0
Zahl 9 – < 20/Monat	47	7
Zahl ≥ 20/Monat	43	0
Anfallsformen		
Einfach fokale	57	–25
Komplex fokale	43	2
Sekundär generalisierte tonisch-klonische	58	–3

* Alle Anfallsformen zusammengefaßt

bewerteten etwa die Hälfte der mit Topiramat behandelten Patienten das Medikament als gut bis ausgezeichnet, was nur bei einem Viertel der Patienten der Fall war, die Plazebo erhalten hatten. Während der Langzeit-Behandlung mit Topiramat als Zuatztherapie bis zu 5 Jahren ließ sich keine Toleranzentwicklung erkennen (Walker et al. 1996)

Eine Reihe offener Studien mit Topiramat zur Zusatzbehandlung partieller Epilepsien ohne und mit sekundärer Generalisierung sind durchgeführt worden (Guidolin et al. 1995, Kugoh et al. 1995, Proest et al. 1995, Binelli et al. 1996, Canger et al. 1996, Durisotti et al. 1996, Kamin et al.1996, Michelucci et al. 1996). In einer Studie mit 46 Patienten zeigte sich nach 3 Monaten bei einer Topiramat-Tagesdosis von 400 mg eine Responderrate von 47 % und bei einer Tagesdosis von 600 mg von 58 % (Kugoh et al. 1995). In einer weiteren offenen Studie ergab sich nach 3 Monaten eine Reduktion der Anfallsfrequenz um mehr als 50 % bei 75 % von 20 Patienten, die in die Studie aufgenommen worden waren (Proest et al. 1995). Die Wirksamkeit von Topiramat ist anhaltend, nach 3 bis 48 Monaten lag der Prozentsatz von Patienten mit mehr als 50 %iger Anfallsminderung zwischen 33 % und 56 %), bis zu 11 % wurden anfallsfrei (GUIDOLIN et al. 1995, BINELLI et al. 1996, CANGER et al. 1996, DURISOTTI et al. 1996, KAMIN et al. 1996, MICHELUCCI et al. 1996). Eine Analyse der Daten aus drei der kontrollierten Studien zur Untersuchung der Beziehung zwischen Serumkonzentrationen von Topiramat und seiner Wirksamkeit bzw. seiner Nebenwirkungen ergab keine eindeutige Abhängigkeit. Die routinemäßige Bestimmung der Serumkonzentration von Topiramat wird als nicht notwendig erachtet (REIFE et al. 1995).

Im Rahmen einer doppelblinden, Plazebo-kontrollierten Studie wurden 33 Patienten im Alter von 4 – 61 Jahren mit therapieresistenten primär generalisierten Anfällen mit Topiramat in einer Dosierung bis maximal 7–9 mg/kg/Tag behandelt (GLAUSER 1997). Nach einer mittleren Behandlungszeit von etwa 10 Monaten war Topiramat bei keinem Patienten abgesetzt worden. Eine Reduktion der Anfallstrequenz um mehr als 50 % wurde bei 67 % der Patienten verzeichnet, 6 % der Patienten waren seit mindestens 3 Monaten anfallsfrei. Eine mäßige oder starke globale Verbesserung wurde durch die Untersucher für 82 % der Patienten angegeben.

8.2.2 Monotherapie

Da ethische Probleme die Durchführung Plazebo-kontrollierter Monotherapie-Studien verbieten (siehe Einleitung), wurde Topiramat mit Hilfe eines alternativen Studiendesigns getestet. In dieser Studie wurde Topiramat doppelblind in bezug auf eine niedrige, minimal effektive Dosis und eine hohe Dosis (100 mg vs. 1000 mg täglich) bei 48 Patienten angewendet, nachdem bei ihnen die vorbestehende Medikation abgesetzt worden war. Die Zeitdauer der Studie (5 Wochen Umsetzung, 11 Wochen Monotherapie) und die Abbruchkriterien, welche der Sicherheit der Patienten Rechnung trugen, wurden festgelegt. Bei den Patienten mit der hohen Topiramatdosis verging signifikant mehr Zeit bis zum Abbruch bzw. signifikant mehr Patienten blieben bis zum Ende in der Studie (SACHDEO et al. 1997). Der Prozentsatz der Patienten mit einer Anfallsreduktion um ≥ 50 %, ≥ 75 % und 100 % betrug bei Einnahme von 1000 mg Topiramat pro Tag jeweils 46 %, 25 % bzw. 13 % und bei Anwendung von 100 mg Topiramat pro Tag entsprechend 13 %, 8 % bzw. 0 %.

Während der Langzeit-Behandlung mit Topiramat als Monotherapie über mehrere Jahre ließ sich kein Nachlassen der Wirkung feststellen (ROSENFELD and SACHDEO 1995).

8.3 Wirksamkeit bei Kindern

Über die Behandlung von Kindern mit Topiramat sind erste vorläufige Ergebnisse publiziert worden. Bei 5 Kindern mit fokalen Anfällen, die zwar durch die Standardmedikation anfallsfrei geworden waren, diese aber wegen nicht akzeptabler Nebenwirkungen nicht vertrugen, wurde die aktuelle Medikation durch Topiramat ersetzt (GLAUSER et al. 1996). Die Topiramat-Monotherapie wurde von 4 der 5 Kinder gut vertragen, sie blieben anfallsfrei. Bei einem Kind mußte Topiramat wegen Verhaltensaufälligkeiten wieder abgesetzt werden.

Topiramat wurde darüber hinaus im Rahmen einer doppelblinden, Plazebo-kontrollierten Studie als Zusatztherapie bei Kindern im Alter von 2–17 Jahren mit therapierefraktären partiellen Anfällen getestet (GLASER 1997). Folgende Dosierungen wurden angewandt: bei einem Körpergewicht von 16–25 kg 125 mg Topiramat pro Tag, bei einem Gewicht von 25–34 kg 175 mg Topiramat pro Tag, bei einem Gewicht von 34–43 kg 225 mg Topiramat pro Tag und bei einem Gewicht ab 43 kg 400 Topiramat pro Tag. Die Ergebnisse sind noch nicht publiziert. Nach der Doppelblind-Phase konnten die Kinder weiter an dieser Studie in offener Form teilnehmen, was die Eltern von 48 Kindern wahrnahmen. In der Anschlußphase ergab sich nach mindestens 3 Monaten Topiramat-Behandlung eine mehr als 50 %ige Abnahme der Anfallsfrequenz für 64 % der 48 teilnehmenden Kinder, 19 % der Kinder waren mindestens 3 Monate anfallsfrei geworden.

Topiramat wurde außerdem als Zusatztherapie in einer doppelblinden, Plazebo-kontrollierten Studie zur Behandlung des Lennox-Gastaut-Syndroms eingesetzt, Ergebnisse liegen noch nicht vor (Glaser 1997). Während der anschließenden offenen Therapiephase zeigten 47 % der 75 teilnehmenden Patienten nach einer mittleren Behandlungsdauer von etwa 10 Monaten eine mehr als 50 %ige Anfallsreduktion, 8 % waren mehr als 3 Monate anfallsfrei. Bei 11 % (8 der 75 Patienten) war Topiramat entweder wegen Wirkungslosigkeit (6 Patienten) oder Nebenwirkungen (2 Patienten) abgesetzt worden.

8.4 Verträglichkeit

Nach Auskunft des Herstellers sind bisher etwa 5600 Patienten mit Topiramat behandelt worden, meist in Kombination mit anderen Antiepileptika. Die häufigsten Nebenwirkungen waren ZNS-bezogen. In jeweils mehr als 20 % der Fälle traten in den Plazebo-kontrollierten Studien Schwindel, Schläfrigkeit, Müdigkeit und Denkstörungen (verlangsamtes Denken) auf, eine Übersicht gibt die Tabelle 37 (Shorvon 1996). Insgesamt müssen die Nebenwirkungen als leicht bis mäßig ausgeprägt bewertet werden.

Die Abbruchquote wegen Unverträglichkeit betrug etwa 14 %, wobei die Mehrzahl der Abbrüche sich während der Titrationsphase ereignete. In diesen Studien war Topiramat relativ rasch aufdosiert worden, etwa 80–90 % der Nebenwirkungen traten während der raschen Titrationsphase (innerhalb von 3–6 Wochen) auf, wahrscheinlich ist die Nebenwirkungsrate bei langsamerer Steigerung geringer. Nach 4 Monate langer

Tabelle 37. Abhängigkeit der Häufigkeit der Nebenwirkungen von der Topiramat-Dosis in den Plazebo-kontrollierten Add-on-Studien (nach Shorvon 1996)

Neben-wirkungen	Plazebo (N = 174) %	Topiramat-Tagesdosen 200 mg (N = 45) %	400 mg (N = 68) %	600 mg (N = 124) %	800 mg (N = 76) %	1000 mg (N = 47) %
Schwindel	13	36	22	32	32	40
Müdigkeit	16	13	18	32	49	32
Doppeltsehen	6	7	19	8	18	30
Nystagmus	12	18	13	11	16	28
Schläfrigkeit	10	27	27	17	20	28
Konfusion	5	9	15	18	15	28
Denk-störungen	2	20	12	29	28	26
Ataxie	8	20	22	17	16	21
Anorexie	3	4	4	8	9	21
Konzentration-störungen	1	11	9	12	15	21
Kopf-schmerzen	26	29	25	30	25	17

N = Zahl der Patienten

Behandlung mit Topiramat waren die ZNS-bezogenen Nebenwirkungen bei 80–90 % der Patienten wieder verschwunden (Reife et al. 1995).

In der oben beschriebenen Monotherapie-Studie traten ähnliche Nebenwirkungen wie in den Add-on-Studien auf, wobei sich interessanterweise die Häufigkeiten der einzelnen Nebenwirkungen bei der niedrigen Dosis (100 mg/Tag) und der hohen Dosis (1000 mg/Tag) von Topiramat kaum unterschieden.

Während der Langzeittherapie mit Topiramat kam es bei einigen Patienten zu einem deutlichen Gewichtsverlust, was schon in den ersten 3 Monaten erkennbar war und nach etwa

1 Jahr sein Maximum erreichte. Auch während der Langzeitbehandlung kommt es nicht ganz selten vor, daß die Behandlung mit Topiramat noch wegen Unverträglichkeit abgebrochen wird. WALKER et al. (1996) berichten beispielsweise, daß Topiramat bei 4 von 18 Patienten noch im Laufe von 5 Jahren wegen Nebenwirkungen abgesetzt wurde.

Topiramat scheint von Kindern relativ gut vertragen zu werden (THANEDAR et al. 1995). Topiramat wurde zusätzlich zu 1–2 Standardmedikamenten verabreicht, wobei im Laufe eines Monats die Dosis wöchentlich bis zu einer Tagesdosis von 9 mg/kg gesteigert wurde. Von den 15 Kindern schied kein Kind wegen Topiramat-Unverträglichkeit aus, die Hälfte der Kinder war passager müde.

In einer größeren Population von 1 200 Patienten fand sich bei 18 Patienten (1,5 %) eine Nephrolithiasis, und zwar ausschließlich bei Männern im Alter von 21–54 Jahren (SHORVON 1996). Es handelte sich um Calciumphosphatsteine, die möglicherweise auf Boden einer verminderten Citratausscheidung durch den Carboanhydrase-hemmenden Effekt des Topiramats entstehen. In Dreiviertel der Fälle gingen die Steine spontan ab, kein Patient mußte operiert werden und die meisten Patienten wünschten die Fortsetzung der Topiramat-Therpie. Unter den genannten 5600 Patienten sind bis jetzt lediglich 3 weitere Fälle von Nephrolithiasis bekannt geworden. Es wird empfohlen, zur Stein-Prophylaxe während der Einnahme von Topiramat genügend Flüssigkeit zu sich zu nehmen.

Im Tierversuch wirkt Topiramat ähnlich dem Carboanhydrase-Hemmer Azetazolamid bei Nagetieren teratogen, bei denen es Skelettfehlbildungen an Fingern, Rippen und an der Wirbelsäule induzieren kann. Beim Menschen sind bisher keine durch Carboanhydrase-Hemmer hervorgerufene Fehlbildungen beobachtet worden. Drei Mütter, die während der Einnahme von Topiramat schwanger wurden, haben gesunde Kinder bekommen.

8.5 Interaktionen mit anderen Antiepileptika und oralen Kontrazeptiva

Topiramat erhöht etwas die Plasmakonzentration von Phenytoin, wenn beide Substanzen gleichzeitig gegeben werden, eine Dosisänderung von Phenytoin ist jedoch nicht erforderlich. Topiramat beeinflußt praktisch nicht die Plasmakonzentrationen von Carbamazepin, Valproat, Phenobarbital und Primidon. Wird es zu einem dieser Medikamente hinzugegeben, so kann deren Dosis unverändert beibehalten werden. Die enzyminduzierenden Antiepileptika (nachgewiesen für Carbamazepin und Phenytoin) setzen jedoch die Halbwertszeit von Topiramat merklich herab, was von klinischer Bedeutung ist, eine Aufteilung der Topiramat-Tagesdosis in zwei Einzeldosen ist dann sinnvoll. Setzt man von einer Phenytoin- oder Carbamazepin-Topiramat-Kombinationstherapie auf eine Topiramat-Monotherapie um, so muß die Topiramat-Dosis reduziert werden (BOURGEOIS 1996).

Es bestehen Interaktionen mit oralen Kontrazeptiva. Topiramat induziert eine Herabsetzung der Serumöstrogenkonzentration, die Pille sollte deshalb mindestens 35 µg Ethinyl-Östradiol enthalten (ROSENFELD et al. 1997).

8.6 Praktische Anwendung

Topiramat ist bisher noch nicht zur Verschreibung zugelassen, nach Auskunft des Herstellers Janssen-Cilag wird mit der Zulassung noch im Jahr 1997 gerechnet. In Großbritannien, Schweden und Finnland hat es die Zulassung zur Zusatzbehandlung der refraktären partiellen und sekundär generalisierten tonisch-klonischen Anfälle und des refraktären Lennox-Gastaut-Syndroms bei Erwachsenen und Kindern ab 12 Jahren erhalten (Topamax®, Hersteller: Janssen-Cilag, Ta-

Tabelle 38. Anwendungsprofil von Topiramat*

- Hohe Wirksamkeit bei Erwachsenen mit fokalen Anfällen ohne und mit sekundärer Generalisierung in Add-on- und Monotherapie
- Tägliche Einmal- oder Zweimalgabe
- Dosierung
  Erwachsene: 200–600 (–1000) mg
  Kinder: noch nicht bekannt
- Wert der Bestimmung der Serumkonzentrationen noch unklar
- Wenige signifikante Interaktionen der enzyminduzierenden AE mit Topiramat
- Leichte bis mäßige Nebenwirkungen (Sedierung, Gewichtsverlust), bisher keine schweren unerwünschten Ereignisse (Nierensteine)
- Interaktionen mit oralen Kontrazeptiva

* Bisher in Deutschland noch nicht zur Verschreibung zugelassen
AE = Antiepileptika

bletten mit 50 mg, 100 mg und 200 mg). Im Rahmen eines Heilversuchs kann dieses Antiepileptikum in besonders schwierigen Fällen auch schon vor der Zulassung in Deutschland angewandt werden, das Medikament muß dann über eine internationale Apotheke bezogen werden. Tabelle 38 zeigt das Anwendungsprofil von Topiramat.

Bei der Anwendung von Topiramat sollte die Devise lauten: mit niedriger Dosis beginnen und langsam aufdosieren. Die minimal wirksame Dosis bei Erwachsenen beträgt 200 mg/Tag, die meisten Patienten kommen mit einer Tagesdosis von 200–600 mg, aufgeteilt in zwei Einzeldosen, aus. Eine Höherdosierung bis zu 800 mg/Tag ist möglich, in Einzelfällen bis zu 1600 mg/Tag (Sander 1997).

Nach den bisherigen Erfahrungen empfiehlt sich folgendes Vorgehen (Sander 1997): Bei zusätzlicher Verabreichung zu anderen Antiepileptika beginnt man am besten mit 25–50 mg pro Tag als Einmaldosis abends. Zweiwöchentlich kann um 25–50 mg/Tag gesteigert werden bis zu einer Tagesdosis von 200 mg, die in der Regel auf zwei Einzeldosen verteilt werden sollte. Danach kann wöchentlich um 50 mg weiter gesteigert werden bis zu einer Dosis von 800 mg pro Tag, sofern das Medikament vertragen wird. In Einzelfällen, wenn bei dieser Dosis die Anzahl oder die Schwere der Anfälle abgenommen hat und der Patient keine Nebenwirkungen zeigt, kann die Dosis bis 1600 mg/Tag weiter erhöht werden. Bei der Topiramat-Monotherapie sollte die initiale Tagesdosis 25 mg betragen. Bis zu einer Dosis von 100 mg/Tag sollte eine wöchentliche Steigerung um 25 mg vorgenommen werden. Danach ist eine wöchentliche Erhöhung um 50 mg/Tag bis zu der Höchstdosis von 800 mg/Tag möglich. Patienten mit renalen Erkrankungen benötigen eine langsamere Steigerung der genannten Dosen alle 2 Wochen. Hat sich Topiramat als wirksam erwiesen, so kann versucht werden, die vorbestehenden Antiepileptika zu reduzieren oder abzusetzen. Dabei muß aber berücksichtigt werden, daß beim Absetzen enzyminduzierender Medikamente wie Carbamazepin oder Phenytoin ein Anstieg der Topiramat-Serumkonzentration um das Doppelte resultieren kann. Falls in diesen Fällen Nebenwirkungen auftreten, muß die Topiramatdosis reduziert werden. Bei Wirkungslosigkeit oder nicht akzeptablen Nebenwirkungen kann Topiramat in wöchentlichen 100 mg-Schritten abgesetzt werden, auch ein schnelleres Absetzen scheint toleriert zu werden.

8.7 Stellenwert von Topiramat in der Epileptologie

Die zukünftige Bedeutung von Topiramat in der Epilepsiebehandlung ist zur Zeit noch nicht genau abschätzbar. Topiramat zeigt günstige pharmakokinetische Eigenschaften (relativ lange Halbwertszeit, geringe Proteinbindung, wenige Interaktionen mit anderen Antiepileptika, tägliche Einmal- oder Zweimalgabe). Es ist hoch wirksam bei fokalen Anfällen in Add-on- und Monotherapie. Bei etwa einem Viertel bis einem Drittel der Patienten muß allerdings mit deutlichen Nebenwirkungen gerechnet werden. Topiramat ist auch bei fokalen Epilepsien des Kindesalters und beim Lennox-Gastaut-Syndrom wirksam.

9 Vergleich der Eigenschaften der neuen Antiepileptika

Die Therapie der Epilepsien mit den konventionellen Antiepileptika ist mit einer Reihe von klinisch bedeutsamen Nachteilen belastet. Dazu gehören Medikamenteninteraktionen, erhebliche zentralnervöse Nebenwirkungen, ein teratogenes Potential und die Möglichkeit akuter lebensbedrohlicher Organschäden. Eine Übersicht gibt die Tabelle 39.

Im folgenden sollen die Eigenschaften der neuen Antiepileptika im Hinblick auf Wirkungsmechanismen, Pharma-

Tabelle 39. Chronische Nebenwirkungen der konventionellen Antiepileptika (modifiziert nach Shorvon und Stefan 1997)

ZNS Störungen kognitiver Funktionen Verhaltensstörungen Periphere Neuropathien Zerebelläre Atrophie	**Immunsystem** IgA-Mangel Systemischer Lupus erythematodes
Haut Akne Hirsutismus Alopezie Hautausschlag	**Endokrines System** Herabgesetzte Thyroxinkonzentration Störungen des Metabolismus der Sexualhormone
Leber Enzyminduktion	**Knochen** Osteomalazie
Blut Thrombozytopenie Megaloblastäre Anämie Lymphome	**Bindegewebe** Gingivahyperplasie Vergröberung der Gesichtszüge

kokinetik, Wirksamkeit und Nebenwirkungen miteinander verglichen werden. Bezüglich der Aussagen über Wirksamkeit und Verträglichkeit muß von vornherein die Einschränkung gemacht werden, daß nur für die Zusatztherapie bei therapieresistenten fokalen Epilepsien ohne und mit sekundärer Generalisierung bei Erwachsenen genügend Daten für einen Vergleich vorliegen. Sehr viel aussagekräftiger wären die Ergebnisse zu Wirksamkeit und Verträglichkeit der neuen Substanzen in Monotherapie bei neu aufgetretenen Epilepsien, hierzu sind noch keine vergleichenden Aussagen möglich, da noch zu wenige Daten vorliegen.

9.1 Wirkungsmechanismen

Die zunehmende Kenntnis der pathophysiologischen Vorgänge bei der Epileptogenese ermöglichte die rationale Entwicklung neuer Antiepileptika, die mittels eines definierten Wirkungsmechanismus das Anfallsgeschehen hemmen. Die neuronale Aktivität ist abhängig von den spannungsabhängigen Ionenkanälen, wobei die Na^+-, K^+- und Ca^{2+}-Ionen die Eigenschaften des Aktionspotentials bestimmen. Weitere Wirkprinzipien sind die Verstärkung des inhibitorischen Effektes der GABA oder die Reduktion der exzitatorischen Glutamat-Neurotransmission. Die Tabelle 40 ermöglicht einen Vergleich der Wirkungsmechanismen der beschriebenen neuen Antiepileptika.

9.2 Pharmakokinetik

Die Auswahl eines Antiepileptikums richtet sich zwar in erster Linie nach der Wirksamkeit und den möglichen Nebenwirkungen, trotzdem spielen seine pharmakokinetischen Eigenschaften eine wichtige Rolle. Die meisten konventionellen Anti-

Tabelle 40. Spezifische Wirkungsmechanismen der neuen Antiepileptika (modifiziert nach MELDRUM 1996)

Neues Antiepileptikum	Blockade der Na^+-Kanäle	Blockade der Ca^{2+}-Kanäle	GABA-Verstärkung	Glutamat-Antagonismus	Hemmung der Carboanhydrase
Vigabatrin			+++		
Lamotrigin	+++	+			
Felbamat	+	+	+	++	
Gabapentin	+		++		
Tiagabin			+++		
Topiramat	+++		++	++	+

+++ = Hauptwirkungsmechanismus; ++ = Effekt wahrscheinlich von klinischer Bedeutung; + = möglicher Effekt

epileptika haben eine ganze Reihe pharmakokinetischer Nachteile, wozu dosisabhängige Autoinduktion des Abbaus (Carbamazepin), nichtlineare Kinetik (Phenytoin, Valproat), kurze Halbwertszeit (Carbamazepin, Valproat), hohe Plasmaproteinbindung (Phenytoin, Valproat), Bildung aktiver Metabolite (Carbamazepin, Valproat, Primidon) und Enzyminduktion (Carbamazepin, Phenytoin, Phenobarbital, Primidon) gehören. Die hier beschriebenen neuen Antiepileptika Vigabatrin, Lamotrigin, Felbamat, Gabapentin, Tiagabin und Topiramat bieten im Vergleich zu den traditionellen Antiepileptika in unterschiedlicher Weise eine Verbesserung bestimmter pharmakokinetischer Parameter an. Die Tabelle 41 gibt eine vergleichende Übersicht über die pharmakokinetischen Eigenschaften der besprochenen neuen Antiepileptika.

Alle werden vollständig aus dem Magen-Darmtrakt absorbiert und haben eine lineare Kinetik, bis auf Gabapentin, bei dem es bei höheren Dosen zu einer Sättigung des Transports durch die Darmwand kommt. Fast alle Substanzen brauchen nur zweimal am Tag gegeben werden, mit Ausnahme von Gabapentin und Tiagabin, bei denen wegen der kurzen Halb-

Tabelle 41. Vergleich der klinisch relevanten pharmakokinetischen Daten der neuen Antiepileptika

	Vigabatrin	Lamotrigin	Felbamat	Gabapentin	Tiagabin	Topiramat
Vollständige Resorption	+	+	+ (90 %)	– (35–60 %)	+ (90–95 %)	(+) (> 80 %)
t_{max} (h)*	1–2	2–3	2–6	2–3	1–2	1–4
$t_{1/2}$ (h)**	7	29	20–23	5–7	5–8	20–30
mit enzymaktiv. Subst.	–	15	13–14	–	2–3	***
mit Valproat	–	60	–	–	–	–
Proteinbindung (%)	0	55	25	0	96	15
Lineare Kinetik	+	+	+	+	+	+
Enzyminduktion	0	0	(+)	0	0	0
Tage bis zum Steady-State	2	3–15	4–7	1–2	1–2	4–8
Einzeldosen pro Tag	1–2	2	2–3	3	3	1–2

* Zeit bis zur maximalen Plasmakonzentration
** Halbwertszeit der Elimination
*** Klinisch relevante Herabsetzung von $t_{1/2}$ durch Phenytoin und Carbamazepin

Tabelle 42. Wesentliche Interaktionen der neuen Antiepileptika mit anderen Antiepileptika

Substanzen	**Interaktionen**	
	Beeinflußt durch andere Antiepileptika	**Beeinflussung anderer Antiepileptika**
Vigabatrin	0	PHT ↓*
Lamotrigin	LTG ↓ durch enzyminduzierende AE; LTG ↑ durch VPA	CBZ-E ↑ ?
Felbamat	FBM ↓ durch CBZ, PHT, PB	CBZ ↓, CBZ-E ↑, VPA ↑, PHT ↑, PB ↑
Gabapentin	0	0
Tiagabin	TGB ↓ durch enzyminduzierende AE	0
Topiramat	TPM ↓ durch enzyminduzierende AE	PHT ↑*, VPA ↓ *

AE = Antiepileptika; CBZ = Carbamazepin; CBZ-E = Carbamazepin-Epoxid; VPA = Valproat; PHT = Phenytoin; PB = Phenobarbital; LTG = Lamotrigin; FBM = Felbamat; TGB = Tiagabin; TPM = Topiramat

↑ ↓ = Erhöhung bzw. Herabsetzung der jeweiligen Plasmakonzentration

* Klinisch nicht relevant

wertszeit eine Mittagsdosis sinnvoll ist. Vigabatrin, Lamotrigin und Gabapentin werden vorwiegend über die Nieren ausgeschieden, sie werden nicht mittels des Cytochrom-P_{450}-Systems in der Leber metabolisiert. Sie induzieren dadurch nicht ihren eigenen Metabolismus, sie beeinflussen auch nicht die Metabolisierung anderer Antiepileptika und den Stoffwechsel der Antikoagulantien und der steroidalen Antikonzeptiva. Ein wesentlicher Vorteil einiger der neuen Substanzen ist das Fehlen von Interaktionen mit anderen Antiepileptika, dieses macht die Tabelle 42 deutlich.

Von den 6 hier beschriebenen neuen Substanzen haben Vigabatrin und Topiramat das günstigste pharmakokinetische Profil.

9.3 Antiepileptische Wirkung

Zur tatsächlichen Einschätzung der antiepileptischen Potenz der neuen Antiepileptika wäre die vergleichende Darstellung ihrer Wirksamkeit in Monotherapie bei verschiedenen Epilepsie-Syndromen notwendig. Diese Daten liegen noch nicht vor. Da für alle neuen Antiepileptika der Wirksamkeitsnachweis bei fokalen und sekundär generalisierten Epilepsien erbracht wurde, erfolgt hier die Bewertung lediglich auf der Basis dieser Daten. Da nur sehr wenige dieser Patienten durch die neuen Substanzen anfallsfrei wurden, hat sich als Vergleichsgröße die Minderung der Anfallsfrequenz um mehr als 50 % (Responderrate) etabliert. Die Antiepileptika, die sich bei Erwachsenen mit fokalen Epilepsien als wirksam erwiesen haben, sind erfahrungsgemäß bei Kindern in gleichem Maße wirksam. Der hier dargestellte Wirksamkeitsvergleich gilt deshalb für Erwachsene und Kinder. Die Tabelle 43 gibt eine vergleichende Übersicht über die Effektivität der neuen Antiepileptika in den

Tabelle 43. Responderrate (Prozentsatz der Patienten mit mehr als 50%iger Anfallsreduktion) der neuen Antiepileptika in den doppelblinden, Plazebo-kontrollierten Add-on-Studien bei Patienten mit therapieresistenten fokalen Epilepsien

Substanz	Prozentsatz mit ≥ 50 % Anfallsreduktion (MW)		Zahl der Studien	Zahl der auswertbaren Patienten
	MW	Spannweite		
Vigabatrin	44 %	(6)* 33-60 %	8	257
Lamotrigin	32 %	7–45 (67)*	10	515
Felbamat**	–	16–36 %	2	84
Gabapentin	23 %	18–28 %	3	432
Tiagabin	23 %	13–28 %	5	386
Topiramat	44 %	27–47 %	6	360

MW = Mittelwerte der Studien
* Stark von den übrigen Studien abweichender Wert
** Wirksamkeitsnachweis auch mittels eines anderen Studiendesigns

doppelblinden Plazebo-kontrollierten Studien bei den Patienten mit therapieresistenten fokalen Epilepsien ohne und mit sekundärer Generalisierung. Neben dem Mittel aller Mittelwerte der jeweils publizierten Studien wird auch die Spannweite der Mittelwerte der einzelnen Studien angegeben. Wenn das Ergebnis einer Studie außerordentlich stark von übrigen abwich, wurde dieses vermerkt.

Die Wirksamkeit der verschiedenen Substanzen unterscheidet sich nicht grundsätzlich, es sind aber doch Unterschiede erkennbar. Vigabatrin und Topiramat sind demnach bei den fokalen Epilepsien ohne und mit sekundärer Generalisierung am wirksamsten, Gabapentin und Tiagabin wären am wenigsten wirksam, Lamotrigin nimmt in etwa eine Mittelstellung ein. Zu Felbamat können keine Aussagen gemacht werden, da nur zwei Studien mit einem vergleichbaren Studien-Design durchgeführt wurden. Eine entsprechende Übersicht für andere Epilepsieformen als die therapieresistenten fokalen Epilepsien ist noch nicht möglich, da noch zu wenig Daten vorliegen.

Als sehr vorläufig sind die Ergebnisse der nachfolgenden vergleichenden Analyse von Vigabatrin, Lamotrigin und Gabapentin zu bewerten, da Angaben zu vielen wichtigen Einzelheiten noch fehlen. Einen ersten Eindruck kann man jedoch gewinnen.

Ein Vergleich der Daten von 1248 Patienten mit verschiedenen Epilepsien (keine näheren Angaben), die mit Vigabatrin (421 Patienten), Lamotrigin (639 Patienten) oder Gabapentin (188 Patienten) behandelt worden waren, ergab für Vigabatrin einen Therapieabbruch in 59 % der Fälle, für Lamotrigin in 42 % der Fälle und für Gabapentin in 70 % der Fälle (WONG et al. 1996). Gabapentin wurde häufiger wegen Wirkungslosigkeit abgesetzt als Vigabatrin und Lamotrigin. Hautausschläge waren der häufigste Grund für den Abbruch der Lamotrigintherapie und psychiatrische Störungen die häufigste Ursache des Therapieabbruches während der Behandlung mit Viga-

Tabelle 44. Wichtigste Nebenwirkungen der neuen Antiepileptika (vorwiegend Ergebnisse aus den kontrollierten Studien, modifiziert nach SHORVON und STEFAN 1977)

Substanzen	Charakteristische Nebenwirkungen		
	Akute dosisabhängige	Chronische	Lebensbedrohliche
Vigabatrin	Sedierung, Schwindel, Nystagmus, Agitation, Aggression, Depression, Psychosen, Kinder: motorische Unruhe	Gewichtszunahme, Entzugsanfälle	Keine
Lamotrigin	Schwindel, Kopfschmerzen, Doppeltsehen, Ataxie, Übelkeit,Sehstörungen, Schläfrigkeit, Erbrechen,Hautauschlag (vor allem Kinder)	Schlafstörungen	Schwere Hautreaktionen (Stevens-Johnson-Syndrom, Lyell-Syndrom), Nierenversagen
Felbamat	Kopfschmerzen, Übelkeit, Appetitmangel, Schläfrigkeit, Schlafstörungen, Schwindel, Erbrechen, Hautausschlag	Gewichtsabnahme	Aplastische Anämie, Leberversagen, Thrombopenien
Gabapentin	Sedierung, Schwindel, Ataxie, Kopfschmerzen, Nystagmus, Tremor, Doppeltsehen, Übelkeit, Erbrechen, Störungen von Affekt und Verhalten	Gewichtszunahme	Keine
Tiagabin	Schwindel, Asthenie, Nervosität, Tremor, Durchfall, Depression, emotionale Labilität, Konfusion, Denkstörungen	Gewichtsabnahme	Keine
Topiramat	Sedierung, Schwindel Denkstörungen, Ataxie, Konfusion, Konzentrations-Störungen, Parästhesien	Gewichtsabnahme, Nierensteine (1,5%)	Keine

batrin. Das einzige lebensbedrohliche Ereignis war ein Fall von Lamotrigin-assoziiertem Stevens-Johnson-Syndrom. Ein überraschendes Ergebnis war, daß von 15 % der Patienten unter Gabapentin eine Verschlechterung der Epilepsie wahrgenommen wurde.

9.4 Nebenwirkungen

Auf Grund der in den doppelblinden Plazebo-kontrollierten Studien bei den Patienten mit therapieresistenten fokalen Epilepsien gewonnenen Daten über Nebenwirkungen läßt sich das Nebenwirkungsprofil der neuen Antiepileptika ebenso wenig genau festlegen wie das Wirksamkeitsprofil. Die im Rahmen der Kombinationstherapie möglichen Interaktionen mit den vorgegebenen Standardantiepileptika erschweren die Beurteilung der neuen Antiepileptika. Die für das jeweilige Medikament charakteristischen Nebenwirkungen sind in der Tabelle 44 zusammengestellt. Die akuten Nebenwirkungen sind in Regel dosisabhängig und nehmen mit zunehmender Behandlungsdauer ab. In Monotherapie sind die Nebenwirkungen erheblich seltener und leichter ausgeprägt, wie erste Studien zeigen.

10 Zusammenfassende Bewertung der neuen Antiepileptika

Völlige Anfallsfreiheit ist die Hoffnung der Patienten mit einer chronischen Epilepsie. Für die große Mehrzahl der Patienten mit therapieresistenten Epilepsien stellen neue wirksamere Medikamente die einzige realistische Alternative zum epilepsiechirurgischen Eingriff dar. Die beschriebenen neuen Antiepileptika sind zweifellos eine Bereicherung der Pharmakotherapie, hinsichtlich ihrer Wirksamkeit bei den therapieresistenten fokalen Epilepsien ist das Ergebnis aber insofern noch enttäuschend, da nur ein kleiner Prozentsatz von etwa 5–10 % der behandelten Patienten anfallsfrei wird.

Der Einsatz eines neuen Antiepileptikums ist nur dann sinnvoll, wenn es bei gleicher Verträglichkeit erheblich besser wirksam ist als die bisher verwendeten Substanzen oder bei gleicher Wirksamkeit deutlich besser verträglich ist. Alle beschriebenen neuen Antiepileptika zeichnen sich durch günstige pharmakokinetische Eigenschaften und/oder eine gute Verträglichkeit aus, lediglich Felbamat ist mit relevanten schwerwiegenden, lebensbedrohlichen Nebenwirkungen belastet, was die breite Anwendung dieses Medikamentes ausschließt.

Die neuen Antiepileptika haben gemäß den Zulassungsbestimmungen ihre Wirksamkeit zunächst bei Erwachsenen mit therapierefraktären Partialepilepsien im Rahmen von Doppelblind-Studien unter Beweis gestellt. Monotherapie-Studien der neuen Substanzen im Vergleich zu den konventionellen Antiepileptika zeigen, daß die untersuchten neuen Substanzen bei besserer Verträglichkeit ebenso wirksam sind wie die konventionellen Antiepileptika.

Im Kindesalter wurden die neuen Antiepileptika bisher überwiegend im Rahmen offener Add-on-Studien bei verschiedenen Epilepsien getestet. Auch hier handelte es sich meist um ausgewählte Patientengruppen mit besonders schwierig zu behandelnden Epilepsien. Der therapeutische Nutzen der neuen Substanzen bei den einzelnen Epilepsie-Syndromen des Kindesalters im Vergleich zu den konventionellen Antiepileptika muß erst noch genauer untersucht werden. Es hat sich aber schon jetzt herausgestellt, daß die neuen Substanzen den Behandlungserfolg bei einigen bisher nur schwer behandelbaren Epilepsien entscheidend verbessern können, z.B. Vigabatrin bei fokalen Epilepsien und beim West-Syndrom, Lamotrigin, Felbamat und Topiramat beim Lennox-Gastaut-Syndrom.

Alle neu zugelassenen Antiepileptika sind bisher noch vergleichsweise teuer. Wird aber eine bessere Kontrolle der Epilepsie und eine Verbesserung der Lebensqualität der betroffenen Patienten erreicht, so wirkt sich dieses langfristig für die Betroffenen und die Gesellschaft sicher kostensparend aus. Aufgrund der gegenwärtig vorliegenden Ergebnisse der Add-on- und Monotherapie-Studien zeichnet sich schon ab, daß einige der neuen Antiepileptika wegen der besseren Verträglichkeit und/oder Wirksamkeit bei bestimmten Epilepsieformen immer mehr die konventionellen Antiepileptika ersetzen. Bei einigen der neuen Antiepileptika sind neuroprotektive Eigenschaften (d. h. der Schutz vor neuronaler Schädigung) nachgewiesen worden, was gerade im Hinblick auf die Langzeittherapie von Kindern von besonderer Bedeutung wäre.

11 Literatur

Abou-Khalil B, McLean M, Castro O, Courville K (1990) Gabapentin in the treatment of refractory partial seizures. Abstract. Epilepsia 31: 644

Abou-Khalil B, Shellenberger MK, Anhut H (1992) Two open-label multicenter studies of the safety and efficacy of gabapentin in patients with refractory epilepsy. Abstract. Epilepsia 33 (Suppl 3):77

Aicardi J, Sabril IS Investigator and Peer Review Groups, Mumford JP, et al. (1996) Vigabatrin as initial therapy for infantile spasms: A European retrospective survey. Epilepsia 37: 638–642

Anhut H, Ashman P, Feuerstein TJ et al. (1994) Gabapentin (Neurontin) as add-on in patients with partial seizures: a double-blind, plazebo-controlled study. Epilepsia 35: 795–801

Appleton RE (1993) The role of vigabatrin in the management of infantile epileptic syndromes. Neurology 43 (Suppl 59): S21-S23

Appleton RE, Nicolaides P, Montiel-Viesca F (1995) Vigabatrin monotherapy for infantile spasms. Epilepsia 36 (Suppl. 4): 32

Appleton RE , Thornton L (1996) Double blind comparison of vigabatrin vs plazebo in newly diagnosed and previously untreated infantile spasms. Epilepsia 37: 125

Arzimanoglou AA, Dumas C, Ghirardi L, et al. (1995) Clinical experience with vigabatrin (Sabril) in 401 outpatients with nonsevere partial epilepsy. Epilesia 36 (Suppl. 3): S105

Asconapé J, Collins T (1995) Weight gain associated with the use of gabapentin. Epilepsia 36 (Suppl. 4): S72

Auerswald, G.: Vigabatrin bei pharmakoresistenten Epilepsien im Kindesalter. Akt. Neurol. 19 [Sonderheft 1]: 26–27 (1992)

Avanzini G, Canger R, Dalla-Bernadina B, et al. (1996) Felbamate in therapy-resistant epilepsy: An Italien experience. Epilepsy Res 25: 249–255

Banfield CR, Zhu GR, Jen JF, et al. (1996) The effect of age on the apparent clearance of felbamate: a retrospective analysis using nonlinear mixed-effects modeling. Ther Drug Monit 18: 19–29

Bass J, Matsuo F, Leroy RF, et al. (1990) Lamotrigine monotherapy in patients with partial epilepsies. Epilepsia 31: 643–644

Bauer G, Bechinger D, Castell M, Deisenhammer E, Egli M et al. (1989)

Gabapentin in the treatment of drug-resistant epileptic patients. Adv Epileptol 17: 219–221

BAXTER PS, GARDNER-MEDWIN D, BARWICK DD, et al. (1995) Vigabatrin monotherapy in resistant neonatal seizures. Seizure 4: 57–59

BEN-MENACHEM E, HENRIKSON O, DAM M, et al. (1996) Double-blind, plazebo-controlled trial of topiramate as add-on therapy in patients with refractory partial seizures. Epilepsia: 539–543

BERGEN DC, RISTANOVIC RK, WAICOSKY K et al. (1995) Weight loss in patients taking felbamate. Clin Neuropharmacol 18: 23–27

BERTORELLI R, SMIRNE M, DE RINO F, et al. (1996) Neuroprotective effects of felbamate on global ischaemia in Mongolian gerbils. Pharmacol Res 34: 59–64.

BESAG FMC, WALLACE SJ, DULAC O, et al. (1995) Lamotrigine for the treatment of epilepsy in childhood. J Pediatr 127: 991–997

BETTS T (1992) Clinical use of lamotrigine. Seizure 1: 3–6

BILLARD C, MOTTE J, ARVIDSSON D, et al. (1996) Double-blind, plazebo-controlled evaluation of the safety and efficacy of lamotrigine (Lamictal) for the treatment of patients with a clinical diagnosis of Lennox-Gastaut syndrome. Epilepsia 37 (Suppl. 4): 92

BINELLI S, AVANZINI G, CANAFOGLIA L, DI FAZIO M (1996) Long-term, open-label study of topiramate in 15 patients with difficult-to-control epilepsy. Epilepsia 37 (Suppl. 4): 60

BINNIE C, DEBETS R, ENGELMAN M et al. (1989) Double-blind crossover trial of lamotrigine (Lamictal) as add-on therapy in intractable epilepsy. Epilepsy Res 4: 222–229

BINNIE C (1992) An overview: efficacy of lamotrigine. International Clinical Practice Series, No 2, pp 222–229

BITON V, BOELLNER S, MERCANTE D, et al. (1996a) Monotherapy with tiagabine in an open-label study of partial seizures. Epilepsia 37 (Suppl. 4): 40

BITON V, ALTO GH, PIXTON GC, SOMMERVILLE KW (1996b) Tiagabine monotherpy in adults and children in a long-term study. Epilepsia 37 (Suppl. 5): 167

BLUM RA, COMSTOCK TJ, SICA DA et al. (1994) Pharmacokinetics of gabapentin in subjects with various degrees of renal function. Clin Pharmcol Ther 56: 154–59

BOCKBRADER HN, BRESLIN EM, UNDERWOOD BA, et al. (1996) Multiple-dose, dose-proportionality study of Neurontin (Gabapentin) in healthy volunteers. Epilepsia 37 (Suppl. 5):

BOELLNER S, MCCARTHY J, MERCANTE D, SOMMERVILLE K (1996a) Pilot study of tiagabine in children with partial seizures. Epilepsia 37 (Suppl. 4): 92

BOELLNER S, SOMMERVILLE KW, PIXTON GC, LENZ GT (1996b) Long-term treatment of children with tiagabine. Epilepsia 37 (Suppl. 5): 168

BRANDL U (1994) Wenig bekannte Nebenwirkungen von Lamotrigin-Valproinat- Kombinationen bei Kindern. Epilepsie-Blätter 7 (Suppl): 4

BRODIE MJ, RICHENS A, YUEN AWC (1995) Double-blind comparison of lamotrigine and carbmazepine in newly diagnosed epilepsy. Lancet 345: 476–479

BRODIE MJ (1996) Lamotrigine monotherapy: an overview. In: LOISEAU P (ed) Lamotigine-A Brighter Future. International Congress and Symposium Series NO 214, Royal Society of Medicine Press, pp 43–49

BROWN JP, BODEN P, SINGH L, GEE NS (1996) Mechanisms of action of gabapentin. Rev. Contemp Pharmacother 7: 203–214

BROWNE TR, MATTSON RH, PENRY JK, et al. (1987) Vigabatrin for refractory complex partial seizures: multicenter single-blind study with long-trem follow-up. Neurology 37: 184–189

BROWNE TR (1993a) Efficacy and safety of gabapentin. In: CHADWICK D (ed) New trends in epilepsy management: the role of gabapentin. Royal Society of Medicine Services, London, pp 47–58

BROWNE TR (1993b) Long-term efficacy and toxicity of gabapentin. Neurology 43 (Suppl 2): A 307 (Abstract)

BOURGOIS BFD, LEPPIK IE, SACKELLARES JC, et al. (1993) Felbamate: a double-blind controlled trial in patients undergoing presurgical evaluation of partial seizures. Neurology 43: 693–696

BOURGOIS BFD (1996) Drug interaction profile of topiramate. Epilepsia 37 (Suppl. 2): S14-S17

BRODIE MJ, YUEN AWC (1996) Lamotrigin substitution study: evidence for synergism with valproate. Second European Congress of Epileptology, The Hague, Netherlands

BROWNE TR, MATTSON RH, PENRY JK, et al. (1989) A multicentre study of vigabatrin for drug-resistant epilepsy. Br J Pharmacol 27 (Suppl 1): 95S–100S

BRUNI J (1996) Neurontin as first add-on therapy in patients with partial seizures. Epilepsia 37 (Suppl. 5):

BUCHANAN N (1995) Lamotrigine in persons with severe disability. Epilepsia 36 (Suppl. 3): S66

BUCHANAN N (1996a) The use of lamotrigine in juvenile myoclonic epilepsy. Seizure 5: 149–151

BUCHANAN N (1996b) Lamotrigine: clinical experience in 200 patients with epilepsy with follow-up to four years. Seizure 5: 209–214

BUETEFISCH CM, GUTIERREZ A, GUTMAN L (1996) Choreoathetotic movements: a possible side effect of gabapentin. Neurology 46: 851–852

BOCKBRADER HN, BRESLIN EM, UNDERWOOD BA, et al. (1996) Multiple-dose, dose-proportionality study of Neurontin (Gabapentin) in healthy volunteers . Epilepsia 37 (Suppl. 5): 172

BRUNI J (1996) Neurontin as first add-on therapy in patients with partial seizures. Epilepsia 37 (Suppl. 5): 159

BUTI D, ROTA M, LINI M, et al. (1995) First-line monotherapy with vigabatrin in infantile spasms: Longterm clinical and EEG evolution in 12 patients. Epilepsia 36 (Suppl. 3): S102

BUTLER WH (1989) The neuropathology of vigabatrin. Epilepsia 30 (Suppl 3): S15–17

CANGER R, GUIDOLIN L, DI FAZIO M (1996) Topiramate in the treatment of partial refractory epilepsy: an open-label study with long-term follow-up. Epilepsia 37 (Suppl. 4): 61

CANNON DJ, BUTLER WH, MUMFORD JP, LEWIS PJ (1991) Neuropathologic findings in patients receiving long-term vigabatrin therapy for chronic intractable epilepsy. J Child Neurol 6 (Suppl 2): 2S17–2S24

CARMANT L, HOLMES GL, SAWYER S, et al. (1994) Efficay of felbamate in the refractory partial epilepsy in children. J Pediatr 125: 481–486

CHADWICK D (1994) Gabapentin. Lancet 343: 89–91

CHADWICK D, ANHUT H, MURRAY G, et al. (1996a) Gabapentin as monotherapy in newly-diagnosed patients with partial epilepsy: a fixed-dose comparison study versus carbamazepine. Epilepsia 37 (Suppl. 4): 61

CHADWICK D, LEIDERMAN DB, SAUERMANN W, et al. (1996b) Gabapentin in generalized seizures. Epilepsy Res 25: 191–197

CHEUNG H, KAMP D, HARRIS E (1992) An in vitro investigation of the action of lamotrigine on neuronal voltage-activated sodium channels. Epilepsy Res 13: 107–112

CHIRON C, DULAC O, BEAUMONT D, et al. (1991) Therapeutic trial of vigabatrin in refractory infantile spasms. J Child Neurol 6 (Suppl 2): 2S52–2S59

CHIRON C, DULAC O, BEAUMONT D, et al. (1992) Clinical trial of vigabatrin (gamma-vinyl-GABA) in infantile spasms. Abstract. Epilepsia 33 [Suppl 3]: 723

CHIRON C, DUMAS C, DULAC O, et al. (1995) Vigabatrin versus hydrocortisone as first-line monotherapy in infantile spasms due to tuberous sclerosis. Epilepsia 36 (Suppl. 36): S 265

CLIFFORD JS, YUEN AWC, BRODIE MJ, et al. (1994) Open multicentre trial of lamotrigine in patients with treatment resistant epilepsy withdrawing from add-on to lamotrigine monotherapy. Epilepsia 35 (Suppl. 8): 31

COCITO L, MAFFINI M, PERFUMO P, et al. (1989) Vigabatrin in complex partial seizures: a long-term study. Epilepsy Res 3: 160–166

COCITO L, MAFFINI M, LOEB C (1993) Vigabatrin in chronic epilepsy: a 7-year follow-up study of responder patients. Seizure 2: 301–307

COPPOLA G, BOVE RM, ALTIERI A, PASCOTTO A (1993) Y-vinyl GABA (vigabatrin) in children with refractory epilepsy. An open trial. Abstract. Epilepsia 34 (Suppl 2): 119

COSI V, CALLIECO R, GALIMBERTI CA, et al. 1989) Effects of vigabatrin on evoked potentials in epileptic patients. Br J Clin Pharmacol 27 (Suppl. 1): 61S–68S

CRAWFORD P, GHADIALI E, LANE R, et al. (1987) Gabapentin as an antiepileptic drug in man. J Neurol Neurosurg Psychiat 50: 682–686

CUGLEY AL, SWARTZ BE (1995) Gabapentin-associated mood changes? Epilepsia 36 (Suppl. 4): S72

CURATOLO P, on behalf of the Italien Collaborative Study Group (1994) Vigabatrin in refractory epilepsy associated with tuberous sclerosis. Epilepsia 35 (Suppl 7): 60 (Abstract)

DALLA BERNADINA B, SIMEONE M, FONTANA E, et al. (1993) Efficacy and tolerability of y-vinyl GABA (vigabatrin) in children with refractory epilepsy. A scaling-up dose-response study. Abstract. Epilepsia 34 (Suppl 2): 121

DAM M (1989) Long-term evaluation of vigabatrin (γ-vinyl-GABA) in epilepsy. Epilepsia 30 (Suppl 3): S26-S30

D'ARCY PF (1993) Adverse drug reaction profile of lamotrigine. Int Pharm J 7: 140–141

DE KROM M, VERDUIN N, VISSER E, et al. (1995) Status epilepticus during vigabatrin treatment: a report of three cases. Seizure 4: 159–162

DEVINSKY O, KOTHARI M, RUBIN R, et al. (1992) Felbamate for absence seizures. Abstact. Epilepsia 33: 84

DODRILL CB, WILENSKY AJ, OJEMAN L, et al. (1992) Neuropsychological, mood and psychosocial effects of gabapentin. Epilepsia 33: 117–118

DODRILL CB, ARNETT JL, RASK CA, BURNS DM (1993) The battery of psychological and neuropsychological tests used in M91–603: Safety and efficacy of three dose levels of tiagabine HCl versus plazebo as adjunctive treatment of complex partial seizures. Epilepsia 34 (Suppl. 2): 182

DODRILL CB, ARNETT JL, SOMMERVILLE KW, SUSSMAN NM (1995a) Effects of differing dosages of vigabatrin (Sabril) on cognitive abilities and quality of life in epilepsy. Epilepsia 36: 164–173

DODRILL CB, ARNETT JL, SOMMERVILLE KW, MENGEL H (1995b) Tiagabine. Epilepsia 36 (Suppl. 3): S32

DODSON WE (1993) Felbamate in the treatment of Lennox-Gastaut syndrome: 12 months follow-on experience after a randomized controlled trial of felbamate versus plazebo. Epilepsia 34 (Suppl 7): S17-S23

DONALDSON JA, GLAUSER TA, OLBERDING LS (1997) Lamotrigine adjunctive therapy in childhood epileptic encephalopathy (Lennox-Gastaut syndrome). Epilepsia 38: 68–73

DOOSE H (1995) Epilepsien im Kindes- und Jugendalter. 10. Auflage. Severin Schmidt GmbH, Flensburg

DULAC O, CHIRON C, LUNA D, et al. (1991) Vigabatrin in childhood epilepsy. J Child Neurol 6 (Suppl 2): S30-S37

Dulac O (1993) Sabril in partial seizures in children. Vortrag anläßlich des Symposiums der Marion Merrell Dow "Management of epilepsy in children", Genf, 19.–20.11.1993

DULAC O (1994) Subril (vigabatrin) for partial seizures in children. Recent Advances in Epilepsy, Epilog, issue 7, The medicine group, Abingdon, pp 7–9

DULAC O, N'GUYEN T (1993) The Lennox-Gastaut syndrome. Epilepsia 34 (Suppl 7): S7-S17

DURISOTTI C, GAROFALO P, DI FAZIO M (1996) Topiramate as add-on, open therapy in drug-resistant epilepsies: one year of follow-up. Epilepsia 37 (Suppl. 4): 89

ELDON MA, UNDERWOOD BA, RANDINITIS EJ, et al. (1993) Lack of effect of gabapentin on the pharmakokinetics of a norethindrone acetate/ ethinyl estradiol-containing oral contraceptive. Abstract. Neurology 43: 307

ELGER CE, LOISEAU P, WIESER HG, et al. Long-term safety and efficacy of tiagabine in an open-label study of patients with epilepsy. Epilepsia 37 (Suppl. 4): 64

ENGELSMAN M, RIEKKINEN P, BRODIE MJ, et al. (1996) An open-label, long-term extension study of tiagabine: safety and efficacy in patients with partial seizures. Epilepsia 37 (Suppl. 4): 65

ERIKSSON AS, NERGARDH A (1993) Treatment with low doses of y-vinyl-GABA (vigabatrin) in tuberous sclerosis. Abstract. Epilepsia 34 (Suppl 2): 117

ERIKSSON AS, HOPPU K, NERGARDH A, BOREUS L (1996) Pharmacokinetic interactions between lamotrigine and older antiepileptic drugs in children with intractable epilepsy. Epilepsia 37: 769–773

ESPE-LILLO J, RITTER FJ, FROST MD (1993) Safety and efficacy of felbamate in treatment of infantile spasms. Epilepsia 34 (Suppl 6): 110 (Abstract)

FARRELL K (1996) Canadian retrospective study of lamotrigine in intractable childhood epilpepsy. Epilepsia 37 (Suppl. 4): 65

FAUGHT E, LEROY RF, MESSENHEIMER JA, et al. (1992) Clinical experience with lamotrigine ('Lamictal') monotherapy for partial seizures in adult outpatients. Abstract. Epilepsia 33 (Suppl. 3): 82

FAUGHT E, SACHDEO RC, EMLER MP, et al. (1993) Felbamat monotherapy for patial patial-onset seizures: an active-control trial. Neurology 43: 688–692
FAUGHT E, WILDER BJ, RAMSAY RE, et al. (1996) Topiramate plazebo-controlled dose-ranging trial in refractory partial epilepsy using 200-, 400-, and 600-mg daily dosages. Neurology 46: 1684–1690
The Felbamate Study Group in Lennox-Gastaut Syndrome: efficacy of felbamate in childhood epileptic encephalography (Lennox-Gastaut Syndrome) (1993). New Engl J Med 328: 29–33
FERRARO SM, DARAIO C, MURANO A, CASTANO J (1994) Felbamate in patients with intractable childhood onset epilepsy. Epilepsia 35 (Suppl 7): 73 (Abstract)
FERRIE CD, ROBINSON RO, PANAYIOTOPOULOS CP, KNOTT C (1993) Lamotrigine in typical absence seizures. Neuropediatrics 24: 172
FERRIE CD, ROBINSON RO, PANAYIOTOPOULOS CP (1996) Psychotic and severe behavioural reactions with vigabatrin: a review. Acta Neurol Scand 93: 1–8
FEUCHT M, BRANTNER-INTHALER S (1994) Gamma-vinyl-GABA (vigabatrin) in the therapy of Lennox-Gastaut syndrome: an open study. Epilepsia 35: 993–998
FISHER R (1993) Emerging antiepileptic drugs. Neurology 43 (Suppl. 5): S12-S20
FISHER R , KÄLVIÄNINEN R, TANGANELLI P, REGESTA G (1996) Newer antiepileptic drugs as monotherapy: Data on vigabatrin. Neurology 47 (Suppl. 1): S2-S5
FITTEN A, GOA KL (1995) Lamotrigine. An update of its pharmacology and therapeutic use in epilepsy. Drugs 50: 691–713
FLIERL A, FRÖSCHER W, PELZL G, et al. (1996) Follow-up of focal epilepsy patients treated with gabapentin. Epilepsia 37 (Suppl. 4): 65
FOIS A, BUONI S, DI BARTOLO RM, et al. (1994) Vigabatrin treatment in children. Child's Nerv Syst 10: 244–248
FOLETTI GB, DELISLE MC, BACHMANN C (1995) Reduction of plasma alanine aminotransferase during vigabatrin treatment. Epilepsia 36: 804–809
FOWLER M, et al. (1994) Effects of lamotrigine on behaviour in children. Epilepsia 35 (Suppl. 7): S69
FRENCH JA (1997) What trials, which design? Epilepsia 38: 263–265
FROST MD, RITTER FJ, HOSKIN C, et al. (1996) Movement disorder associated with lamotrigine treatment in children and adolescents. Epilepsia 37 (suppl. 5): 112
GAY PE, MECHAM GF, COSKEY JS, et al. (1995) Behavioral effects of felbamate in childhood epileptic encephalopathy (Lennox-Gastaut syndrome) Psychol Rep 77: 1208–1210

Gericke CA, Hirsch E, de Saint-Martin A, et al. (1996) Efficacy of lamotrigine in idiopathic generalized epilepsy: a video-EEG controlled, open study. Epilepsia 37 (suppl. 5): 165

Gibbs JM, Appleton RE, Rosenbloom L (1992) Vigabatrin in intractable childhood epilepsy: a retrospective study. Pediatric Neurol 8: 338–340

Gibson KM, Jakobs C, Ogier H, et al. (1995) Vigabatrin therapy in six patients with succinic semialdehyde dehydrogenase deficiency. J Inher Metabol Dis 18: 143–146

Glauser TA, Olberding LS, Titanic MK, Piccirillo DM (1995) Felbamate in the treatment of accqired epileptic aphasia. Epilepsy Res 20: 85–89

Glauser TA (1997) Topiramate. Sem Pediatr Neurol 4: 34–42

Glauser TA, Olberding L, Reife R, Baldassarre J (1996) Topiramate monotherapy substitution in children with partial epilepsy. Epilepsia 37 Suppl. 4): 98

Clark P, Gobbi G, Bertani G, Pini A, et al. (1995) First-line vigabatrin monotherapy in childhood partial epilepsy. Epilepsia 36 (Suppl.3): S102

Gram L, Klosterkov, P Dam M (1985) Gamma-vinyl GABA: a double-blind plazebo-controlled trial in partial epilepsy. Ann Neurol 17: 262–266

Granström ML, Gaily E, Lindahl E (1995) Vigabatrin as the first drug in infantile spasms. Epilepsia 36 (Suppl. 3): S102

Grant SM, Heel RC (1991) Vigabatrin. A review of ist pharmacodynamic and pharmacokinetic properties, and therapeutic potential in epilepsy and disorders of motor control. Drugs 41: 889–926

Guidolin L, Canevini MP, Sgro V, et al. (1995) Topiramate as add-on therapy in drug-resistant epilepsies. Epilepsia 36 (Suppl. 3): S151

Halonen T, Nissinen J, Jansen JA, Pitkänen A (1996) Tiagabine prevents seizures, neuronal damage and memory impairment in experimental status epilepticus. Eur J Pharmacol 299: 69–81

Hammond EJ, Rangel RJ, Wilder BJ (1988) Evoked potential monitoring of vigabatrin patients. Br J Clin Pract 42 (Suppl. 61) 16–23

Handforth A, Treiman DM (1994) Efficacy and tolerance of long-term, high-dose gabapentin: additional observations. Epilepsia 35: 1032–1037

Harden CL, Trifiletti R, Kutt H (1996) Felbamate levels in patients with epilepsy. Epilepsia 37: 280–283

Herranz JL, Arteaga R, Farr IN, et al. (1991) Dose response study of vigabatrin in children with refractory epilepsy. J Child Neurol 6 (Suppl 2): S45-S51

Hill DR, Suman-Chauhan N, Woodruff GN (1991) Autoradiographical detection of [^{3}H]-gabapentin binding sites in rodent brain. Abstract. British J Clin Pharmacol 104: 72

HOLDRICH T, WHITEMAN P, ORME M, et al. (1991) Effects of lamotrigine on the pharmacology of the combined oral contraceptive pill. 19th International Epilepsy Congress, Rio de Janeiro, October14–19, 1991. Abstract. Epilepsia 32 (Suppl 1): 96

HOSKING G, SPENCER S (1993) Lamotrigine as add-on therapy in pediatric patients with treatment-resistant epilepsy: An overview. Epilepsia 34 (Suppl 2): 66

HOSKING G, SPENCER S. DOUGLAS C, et al. (1994) Pediatric clinical trial experience with Lamictal (Rm) in Europe. Pediatr Neurol 11: 171–172

HUMBERTCLAUDE V, COUBES PH, RIVIER F, et al. (1996) Efficacy of vigabatrin as first-line monotherapy in infantile spasms. Epilepsia 37 (Suppl. 4): 67

HURST DL, ROLAN TD (1995) The use of felbamate to treat infantile spasms. J Child Neurol 10: 134–136

JAWAD S, RICHENS A, YUEN WC (1989) Controlled trial of lamotrigine ('Lamictal') for refractory partial epilepsy. Epilepsia 30: 356–363

KALVIAINEN R, AIKIÄ M, SAKSA M, et al. (1990) Cognitive effects of vigabatrin monotherapy. Acta Neurol Scand 82 (Suppl 133): 13

KÄLVIÄINEN R, ÄIKIÄ M, RIEKKINEN PJ (1992) Gamma-vinyl GABA (vigabatrin) monotherapy: efficacy, safety and cognitive profile during two-year follow up. Abstract. Epilepsia 33: 118

KÄLVIÄINEN R, KERÄNEN T, RIEKKINEN PJ (1993) Place of newer antiepileptic drugs in the treatment of epilepsy. Drugs 46: 1009–1024

KÄLVIÄINEN R, ÄIKIÄ M, MERVAALA E, et al. (1995a) Long-term cognitive effects of tiagabine. Epilepsia 36 (Suppl. 3): S149

KÄLVIÄINEN R, ÄIKIÄ M, SUKKONEN AM, et al. (1995b) Vigabatrin versus carbamazepine monotherapy in newly diagnosed patients with epilepsy: a randomized controlled study. Arch Neurol 52: 989–996

KÄLVIÄINEN R, MERVAALA E, SIVENIUS J, RIEKKINEN PJ (1995c) Vigabatrin. Clinical use. In: LEVY RH, MATTSON RH, MELDRUM BS (eds) Antiepileptic drugs. Fourth edition. Raven, New York, pp 925–930

KÄLVIÄINEN R, SALMENPERA T, PARTANEN K, et al (1996a) Prospective, quantitative MRI follow-up study of newly diagnosed epilepsy patients. Epilepsia 37 (Suppl. 4): 152

KÄLVIÄINEN R, SALMENPERA T, ÄIKIÄ M, et al. (1996b) Tiagabine monotherapy in chronic partial epilepsy. Epilepsia 37 (Suppl. 5): 167

KALMIN M, ABOU-KHALIL, et al. (1995) Long-term efficacy in an open-label trial of topiramate. Epilepsia 37 (Suppl.5): 168

KHURANA DS, RIVIELLO J, HELMERS S, et al. (1996) Efficacy of gabapentin therapy in children with refractory partial seizures. J Pediatr 128: 829–833

KILPATRICK ES, FORREST G, BRODIE MJ (1996) Concentration-effect and concentration-toxicity relations with lamotrigine: a prospective study. Epilepsia 37: 534–538

KING JA, BAYLES RL (1995) Weight gain during add-on therapy using gabapentin (GBP). Epilepsia 36 (Suppl. 4): S72

KIRKER A, REYNOLDS EH (1990) Vigabatrin and lamotrigine in a patient with intractable epilepsy. Acta Neurol Scand 82 (Suppl 133): S38-S39

KUGOH T, HOSOKAWA K (1995) Topiramate as add-on open therapy in patients with partial seizures. Epilepsia 36 (Suppl. 3): S151

LASSEN LC, SOMMERVILLE K, LYBY K, et al. (1995) Summary of open-label long-term trials with tiagabine as adjunctive treatment of patients with epilepsy. Epilepsia 36 (Suppl. 3): S149

LAUB MC (1994) Vigabatrin in treatment of children with pharmacoresistant epilepsy: one-year follow-up. Epilepsia 35 (Suppl 7): 62–63 (Abstract)

LEACH MJ, MARDEN CM, MILLER AA (1986) Pharmacological studies on lamotrigine, a novel potential antiepileptic drug: II. Neurochemical studies on the mechanism of action. Epilepsia 27: 490–497

LEACH JP, GIRVAN J, PAUL A, BRODIE MJ (1996) Gabapentin and cognition: a dose-ranging, double-blind, plazebo-controlled study in refractory epilepsy. Epilepsia 37 (Suppl. 5): 161

LEE DO, STEINGARD RJ, CESENA M, et al. (1996) Behavioral side effects of gabapentin in children. Epilepsia 37: 87–90

LEIDERMAN D (1994) Gabapentin as add-on therapy for refractory partial epilepsy: results of five plazebo controlled trials. Epilepsia 35 (Suppl. 5): 574–576

LEPPIK IE, DREIFUSS FE, PLEDGER GW, et al. (1991) Felbamat for partial seizures: results of a controlled clinical trial. Neurology 41: 1785–1789

LEPPIK IE (1994) Antiepileptic drugs in development: prospects for the near future. Epilepsia 35 (Suppl 4): S29-S40

LEPPIK IE, Sachdeo R, Alto G, et al. (1995) Long-term safety of tiagabine HCl. Epilepsia 36 (Suppl. 3): S149

LEPPIK IE (1995a) Felbamate. Epilepsia 36 (Suppl. 2): S66-S72

LEPPIK IE (1995b) Tiagabine: The safety landscape. Epilepsia 1995 (Suppl. 6): S10-S13

Lhoir A (1995) Follow-up results of the Belgian clinical experience with vigabatrin in unsatisfactorily controlled epilepsy. Epilepsia 36 (Suppl. 3): S106

LIEGEOIS-CHAUVEL C, MARQUIS P, GISSELBRECHT D, et al. (1989) Effects of long term vigabatrin on somatosensory evoked potentials in epileptic patients. Br J Clin Pharmacol 27 (Suppl. 1): 69 S –72 S

LIVINGSTON JH, BEAUMONT D, ARZIMANOGLOU A, et al. (1989) Vigabatrin in the treatment of epilepsy in children. Brit J Clin Pharmacol 27 (Suppl 1) S109-S112

LOISEAU P, HARDENBERG JP, PESTRE M, et al. (1986) Double-blind plazebo-controlled study of vigabatrin (y-vinyl-GABA) in drug-resistant epilepsy. Epilepsia 27: 115–120

LOISEAU P, YUEN AWC, DUCHE B, et al. (1990) A randomized, double-blind, plazebo-controlled, crossover, add-on trial of lamotrigine in patients with treatment resistant partial seizures. Epilepsy Res 7: 136–145

LOOKADOO SE, HOLDEN KR, GRIESEMER DA (1995) Felbamat therapy in childhood-onset epilepsy. Epilepsia 36 (Suppl. 4): 127

LORTIE A, CHIRON C, MUMFORD J, DULAC O (1993) The potential for increasing seizure frequency, relapse, and appearance of new seizure types with vigabatrin. Neurology 43 (Suppl 5): S24-S27

LUNA D, DULAC O, PAJOT N, BEAUMONT D (1989) Vigabatrin in the treatment of childhood epilepsies: a single-blind plazebo-controlled study. Epilepsia 30: 430–437

MAKIN AJ, FITT S, WILLIAMS R, et al. (1995) Fulminant hepatic failure induced by lamotrigine. BMJ 311: 292

MALDONADO C, CASTELLO JC, FUENTES EGU, BOLANO RP (1995) Vigabatrin in the management of Lennox-Gastaut syndrome. Epilepsia 36 (Suppl. 3): S102

MANASCO P, MULLENS L, MATSUO F (1996) Skin rash associated Lamictal: incidence, time to onset, and risk factors. Epilepsia 37 (suppl. 5): 164

MANONMANI V, WALLACE SJ (1994) Epilepsy with myoclonic absences. Arch Dis Child 70: 288–290

MARCIANI MG, MASCHIO M, SPANEDDA F, et al. (1995) Development of myoclous in patients with partial epilepsy during treatment with vigabatrin-an electroencephalographic study. Acta Neurol Scand 91: 1–5

MARTINEZ-LAGE J, BEN-MENACHEM E, SHORVON S, WEBER M (1995) Double-blind, plazebo-controlled trial of 400 mg/day topiramate as add-on therapy in patients with refractory partial epilepsy. Epilepsia 36 (Suppl. 3): S149-S150

MARVULLI I, NENCIOLI L, TROMBONI P, LINI M (1993) Myoclonus induced by y-vinyl GABA (vigabatrin, GVG) in 3 children with infantile spasms. Absctract. Epilepsia 34 (Suppl 2): 118

MATILAINEN R, PITKÄNEN A, RUUTIAINEN T, et al. (1988) Effect of vigabatrin on epilepsy in mentally retarded patients: a 7-month follow-up study. Neurology 38: 734–747

MATSUO F, BERGEN D, FAUGHT E (1993) plazebo-controlled study of the efficacy and safety of lamotrigine in patients with partial seizures. Neurology 43: 2284–2291

MATSUO F, GAY P, MADSEN J, et al. (1996) Lamotrigine high-dose tolerabiity and safety in patients with epilepsy: a double-blind, plazebo-controlled, eleven week study. Epilepsia 37: 857–862

MATTSON RH, PETROFF O, ROTHMAN D, BEHAR K (1994) Vigabatrin: Effects on human brain GABA levels by nuclear magnetic resonance spectroscopy. Epilepsia 35 (Suppl 5): S29-S32

MAUGUIÈRE F, CHAUVEL P, DEWAILLY J, et al. (1997) No effect of long-term vigabatrin treatment on central nervous system conduction in patients with refractory epilepsy: Results of a multicenter study of somatosensory and visuel evoked potentials. Epilepsia 38: 301–308

MC GUIREAM, DUNCAN JS, TRIMBLE MR (1992) Effects of vigabatrin on cognitive function and mood when used as add-on therapy in patients with intractable epilepsy. Epilepsia 33: 128–133

MELDRUM BS (1994a) The role of glutamate in epilepsy and other CNS disorders. Neurology 44 (Suppl. 8): S14-S23

MELDRUM BS (1994b) Lamotrigine – a novel approach. Seizure 3 (Suppl A): 41–45

MELDRUM BS (1996) Update on the mechanism of action of antiepileptic drugs. Epilepsia 37 (Suppl. 6): S4-S11

MESSENHEIMER JA, RAMSAY RE, WILLMORE LJ, et al. (1994) Lamotrigine therapy for partial seizures: a multicenter, plazebo-controlled, doubleblind, crossover trial. Epilepsia 35: 113–121

MESSENHEIMER JA (1995) Lamotrigine. Epilepsia 36 (Suppl.2) S87-S94

MEYER T, WOLF P (1996) Gabapentin in the treatment of therapy-resistant epilepsies. Epilepsia 37 (Suppl. 4): 70

MICHELUCCI R, TASSINARI CA (1989) Response to vigabatrin in relation to seizure type. Br J Clin Pharmacol 27: 119–124

MICHELUCCI R, PASSARELLI D, TASSINARI CA (1996) Topiramate in the treatment of refractory epilepsy: a 2-year long-term follow-up. Epilepsia 37 (Suppl. 4): 70

MILLER AA, WHEATLEY PL, SAWYER DA, et al. (1986) Pharmacological studies on lamotrigine, a novel potential antiepileptic drug: I. Anticonvulsant profile in mice and rats. Epilepsia 27: 483–489

MIMS J, RITTER FJ, FROST MD (1996) Gabapentin use in children with refractory epilepsy. Epilcpsia 37 (Suppl. 5): 111

MONACO F (1996) Cognitive effects of vigabatrin: A review. Neurology 47 (Suppl. 1): S6-S11

MUMFORD JP, DAM M (1989) Meta-analysis of European plazebo controlled studies of vigabatrin in drug resistant epilepsy. Br J Clin Pharmacol 27: 101S–107S

MURRI L, JUDICE A (1995) Vigabatrin as first add-on treatment in carbamazpine-resistant epilepsy patients. Acta Neurol Scand Suppl. 162: 40–42

NEY GC, SCHAUL N, LOUGHLIN J, et al. (1994) Thrombocytopenia in association with adjunctive felbamate use. Neurology 44: 980–981

NEUFELD MY, VISHNEVSKA S (1995) Vigabatrin and multifocal myoclonus in adults with partial seizures. Clin Neuropharm 18: 280–283

OJEMAN LM, WILINSKY AJ, TEMKIN NR, et al. (1992) Long-term treatment with gabapentin for partial epilepsy. Epilepsy Res 13: 159–165

OLLER L, RUSSI A, OLLER DAURELLA L (1991) Lamotrigine in Lennox-Gastaut syndrome. Abstract. Epilepsia 32: 58

PALJARVI L, VAPALATHI M, SIVENIUS J, et al. (1990) Vigabatrin vacuoles in humans: neuropathologic findings in 5 patients with vigabatrin treatment. Neurology 40: 157

PANAYIOTOPOULOS CP, FERRIE CD, KNOTT C, ROBINSON RO (1993) Interaction of lamotrigine with sodium valproate. Lancet 341: 445

PECK AW (1991) Clinical pharmacology of lamotrigine. Epilepsia 32: 9–12

PEDERSEN SA, KLOSTERKOV P, GRAM L, DAM M (1985) Long-term study of gamma-vinyl GABA in the treatment of epilepsy. Acta Neurol Scand 72: 295–298

PEDERSEN B (1991) Vigabatrin in the management of drug-resistant epilepsy in patients with tuberous sclerosis. Abstract. Epilepsia 32 (Suppl 1): 24

PERUCCA E (1996) Pharmacokinetic profile of topiramate in comparison with other new antiepileptic drugs. Epilepsia 37 (Suppl. 2): S8-S13

PETROFF OAC, ROTHMAN DL, BEHAR KL, MATTSON RH (1995) Initial observations on effect of vigabatrin on in vivo ^{1}H spectroscopic measurements of y-aminobutyric acid, glutamate, and glutamine in human brain. Epilepsia 36: 457–464

PILLEN E, LHOIR A (1995) Long-term (five years or more) evaluation of vigabatrin in complex partial seizures. Epilepsia 36 (Suppl. 3): S106

PISANI F, RUSSO M, TRIO R, et al. (1991) Lamotrigine in patients with refractory epilepsy: a follow-up of 33 months. Epilepsia 32 (Suppl. 8): 58

PITKÄNEN A (1996) Treatment with antiepileptic drugs: Possible neuroprotective effects. Neurology 47 (Suppl 1): S12-S16

PRIVITERA M, FINCHAM R, PENRY J, et al. (1996) Topiramate plazebo-controlled dose-ranging trial in refractory partial epilepsy using 600-, 800-, and 1000-mg daily dosages. Neurology 46: 1678–1683

PROEST G, STEINHOFF S, RIED S, et al. (1995) Open add-on trial with topiramate (Topamax) in patients with partial epilepsy. Epilepsia 36 (Suppl. 3): S151

PROEST G, RIED S (1996) Acute dyskinesia in patients with vigabatrin. Epilepsia 37 (Suppl. 4): 72

RADEMAKER MV, BRODIE MJ, CRAWFORD P, et al. (1996) An open-label study of the safety and efficacy of long-term tiagabine in patients with epilepsy. Epilepsia 37 (Suppl. 4): 73

RADULOVIC LL, WILDER BJ, LEPPIK IE, et al. (1994) Lack of interaction of gabapentin with carbamazepine or valproate. Epilepsia 35: 155–161

REEVES AL, SO EL, SHARBROUGH, KRAHN LE (1996) Movement disorders associated with the use of gabapentin. Epilepsia 37: 988–990

REIFE R, PLEDGER G, DOOSE D, et al. (1995) Topiramate: PK/PD analyses. Epilepsia 36 (Suppl. 3): S152

REIFE R, PLEDGER G, LIM P, KARIM R (1996) Topiramate: pooled analysis of six plazebo-controlled trials. Epilepsia 37 (Suppl. 4): 74

REMY C, FAVEL P, TELL G, et al. (1986) Etude en double aveugle contre plazebo en permutations croisees du vigabatrin dans l'epilepsie de l'adulte resistant a la therapeutique. Boll Lega Ital Epil 54/55: 241–243

REMY C, BEAUMONT D (1989) Efficacy and safety of vigabatrin in the long-term treatment of refractory epilepsy. Br J Clin Pharmacol 27 (Suppl 1) 125S–129S

RENIER WO, BRAAM W, ARNOLDUSSEN W, OEI T (1993) Y-vinyl GABA (vigabatrin) as add-on medication in children with therapy-resistant epilepsy: a postmarketing study. Abstract. Epilepsia 34 (Suppl 2):121

REUNANEN M, DAM M, YUEN AWC (1996) A randomized open multicentre comparative trial of lamotrigine and carbamazepine as monotherapy in patients with newly diagnosed or recurrent epilepsy. Epilepsy Res 23: 149–155

REUTENS DC, DUNCAN JS, PATSALOS PN (1993) Disabling tremor after lamotrigine with sodium valproate. Lancet 342: 185

REYNOLDS EH, RING HA, FARR IN, et al. (1991) Open, double-blind and long-term study of vigabatrin in chronic epilepsy. Epilepsia 32: 530–538

RICHENS A (1994) Safety of lamotrigine. Epilepsia 35 (Suppl 5): S37-S40

RICHENS A (1995) Pharmacokinetic and pharmacodynamic drug interactions during treatment with vigabatrin. Acta Neurol Scand Suppl. 162: 43–46

RIMMER EM, RICHENS A (1984) Double-blind study of gamma-vinyl GABA in patients with refractory epilepsy. Lancet 1: 189–190

RING HA, HELLER AJ, FARR IN, REYNOLDS EH (1990) Vigabatrin: rational treatment for chronic epilepsy. J Neurol Neurosurg Psychiatry 53: 1051–1055

ROSENFELD WE, SACHDEO RC (1995) Topiramat can be a succesful monotherapy drug. Epilepsia 36 (Suppl. 4): 56

ROSENFELD WE, DOOSE DR, WALKER SA, NAYAK RK (1997) Effect of topiramate on the pharmacokinetics of an oral contraceptive containing norethindrone and ethinyl estradiol in patients with epilepsy. Epilepsia 38: 317–323

SACHDEO RC, MURPHY JV, KAMIN M (1992a) Felbamate in juvenile myoclonus epilepsy. Abstract. Epilepsia 33: 118

SACHDEO RC, KRAMER LD, ROSENBERG A, SACHDEO S (1992b) Felbamate monotherapy: controlled trial in patients with partial onset seizures. Ann Neurol 32: 386–392

SACHDEO RC, REIFE RA, LIM P, PLEDGER G (1997) Topiramate monotherapy for partial onset seizures. Epilepsia 38: 294–300

SACHDEO RC, KUGLER S, WENGER E, MANDELBAUM D (1996) Topiramate in Lennox-Gastaut syndrome. Epilepsia 37 (Suppl. 4): 118

SÄLKE-KELLERMANN A, BAIER H, RAMBECK B, et al. (1993) Acute encephalopathy with vigabatrin. Lancet 342: 185

SANDER JWAS, PATSALOS P, OXLEY J, et al. (1990a) A randomized, double-blind, plazebo-controlled, add-on trial of lamotrigine in patients with severe epilepsy. Epilepsy Res 6: 221–226

SANDER JWAS, TREVISOL-BITTENCOURT PC, HART YM, SHORVON SD (1990b) Evaluation of vigabatrin as an add-on drug in the management of severe epilepsy. J Neurol Neurosurg Psychiatry 53: 1008–1010

SANDER JWAS (1997) Practical aspects of the use of topiramate in patients with epilepsy. Epilepsia 38 (Suppl. 1): S56-S58

SCHACHTER S, LEPPIK I, MATSUO F, et al. (1992) A multicenter, plazebo-controlled evaluation of the safety of lamotrigine (Lamictal) as add-on therapy in outpatients with partial seizures. Epilepsia 33 (Suppl. 3): 119

SCHACHTER S, BITON V, BOELLNER S, et al. (1995) Safety and efficacy of tiagabine HCl monotherapy in the treatment of partial seizures : high dose versus low dose. Epilepsia 36 (Suppl. 3): S148

SCHANTZ D, TOWBIN JA, SPITZ MD (1995) Changes in mood and affect in patients on gabapentin. Epilepsia 36 (Suppl. 4): S72

SCHAPEL GJ, BERAN RG, VAJDA FJE et al. (1991) Double-blind, plazebo-controlled, cross-over study of lamotrigine in treatment-resistant partial seizures. Epilepsia 32 (Suppl 1): 58

SCHAPEL GJ, CHATWICK DW (1994) An audit of lamotrigine and viabatrin chronic therapy in outpatients with refractory epilepsy. Epilepsia 35 (Suppl. 8): 162

SCHAPEL GJ, BLACK AB, LAM EL, et al. (1996) Combination vigabatrin and lamotrigine therapy for intractable epilepsy. Seizure 5: 51–56

SCHAPEL GJ, CHATWICK DW (1996) Tiagabine and non-convulsive status epilepticus. Seizure5: 153–156

SCHEAR MJ, WIENER JA, ROWAN AJ (1991) Long-term efficacy of gabapentin in the treatment of partial seizures. Abstract. Epilepsia 32 (Suppl 3):6

SCHECHTER PJ, TRANIER Y, JUNG MJ, BÖHLEN P (1977) Audiogenic seizure protection by elevated brain GABA concentrations in mice: effects of gamma-acetylenic GABA and gamma-vinyl GABA, two irreversible GABA-T inhibitors. Eur J Pharmacol 45: 319–328

SCHLUMBERGER E, CHAVEZ F, PALACIOS L, et al. (1994) Lamotrigine in the treatment of 120 children with epilepsy. Epilepsia 35: 359–367

SCHMIDT D, DIED S, RAPP P (1993) Add-on treatment with lamotrigine for intractable partial epilepsy: a plazebo-controlled cross-over trial [Abstract]. Epilepsia 34 (Suppl 2): 66

SCHMIDT D (1995) Behavioural abnormalities and retention rates of anti-epilepsy drugs during long-term treatment of epilepsy: a clinical perspective. Acta Neurol Scand, Suppl. 162: 7–10

SCHMITZ-MOORMANN W, KRUSE R (1992) Vigabatrin-Langzeittherapie bei symptomatischen Epilepsien mit komplexen fokalen Anfällen im Kindesalter. Aktuelle Neurologie 19 (Sonderheft 1): S23-S25

SHANK RP, GARDOCKI JF, VAUGHT JL, et al. (1994) Topiramate: preclinical evaluation of a structurally novel anticonvulsant. Epilepsia 35: 450–460

SHARIEF MK, SANDER JWA, SHORVON SD (1993) Acute encephalopathy with vigabatrin. Lancet 342: 619

SHORVON SD (1996) Safety of topiramate: adverse events and relationships to dosing. Epilepsia 37 (Suppl. 2): S18-S22

SHORVON SD, STEFAN H (1997) Overview of the safety of newer antiepileptic drugs. Epilepsia 38 (Suppl. 1): S45-S51

SIEMES H, BRANDL U, SPOHR H-L, NOLL S (1994) Vigabatrin in der Behandlung von BNS-Krämpfen. In: G. KRÄMER, D. SCHMIDT (Hrsg) Vigabatrin. Springer-Verlag, S 103–110

SIVENIUS J, YLINEN A, MURROS K, et al. (1987) Double-blind dose reduction study of vigabatrin in complex partial epilepsy. Epilepsia 28: 688–692

SIVENIUS J, YLINEN A, MURROS K, et al. (1991) Vigabatrin in drug-resistant partial epilepsy: a 5-year follow-up study. Neurology 41: 562–565

SMITH D, BROWN T, MATTSON R, et al. (1985) Using evoked potentials as an aid in the evaluation of the safety of gamma-vinyl-GABA. Neurology 35 (Suppl. 1): 287

SMITH D, BAKER GA, DAVIES G, et al. (1993) Outcomes of add-on treatment with lamotrigine in partial epilepsy. Epilepsia 34 (Suppl 1): 312–322

SOFIA RD (1995) Felbamate. Mechanism of action. In: LEVY RH, MATTSON

RH, MELDRUM BS (eds) Antiepileptic drugs. Fourth edition. Raven Press, New York, pp 791–797

SPENCER SC, HOSKING G, YUEN AWC (1993) Experience with long-term lamotrigine treatment as add-on therapy in pediatric patients with treatment-resistant epilepsy. Epilepsia 34 (Suppl 6): 106

SPOHR H-L, SIEMES H, BRANDL U (1993) Vigabatrin in der Behandlung therapieresistenter kindlicher Epilepsien. In: STEFAN H (Hrsg) Epilepsie 92. Deutsche Sektion der Internationalen Liga gegen Epilepsie, Berlin

STEINER TJ, LIVEIRA C, YUEN AWC, and the North Thames Lamictal Study Group (1994) Comparison of lamotrigine (Lamictal) and phenytoin monotherapy in newly diagnosed epilepsy. Epilepsia 35 (Suppl 7): 61

STERKER M, BERROUSCHOT J, SCHNEIDER D (1995) Fatal course of toxic epidermal necrolysis under treatment with lamotrigine. Int J Clin Pharmacol Ther 33: 595–597

STEWART J, HUGHES E, KIRKER S, REYNOLDS EH (1992) Combined vigabatrin and lamotrigine for very intractable epilepsy. Seizure 1 (Suppl A): P13–39

STOLAREK I, BLACKLAW J, FORREST G, BRODIE MJ (1994) Vigabatrin and lamotrigine in refractory epilepsy. J Neurol Neurosurg Psychiatry 57: 921–924

TALLIAN KB, NAHATA MC, LO W, TSAO CY (1996) Gabapentin associated with aggressive behavior in pediatric patients with seizures. Epilepsia 37: 501–502

TANGANELLI P, REGESTA P (1994) Vigabatrin versus carbamazepine in newly diagnosed epileptic patients: a randomized response conditional crossover study (abstract). Epilepsia 35 (Suppl. 7): S64

TARTARA A, MANNI R, GALIMBERTI CA et al. (1986) Vigabatrin in the treatment of epilepsy: a double-blind, plazebo-contolled study. Epilepsia 27: 713–723

TARTARA A, MANNI R, GALIMBERTI CA et al. (1989) Vigabatrin in the treatment of epilepsy: a long-term follow-up study. J Neurol Neurosurg Psychiatry 52: 467–471

TASSINARI CA, MICHELUCCI R, AMBROSETTO G, SALVI F (1987) Double-blind study of vigabatrin in the treatment of drug-resistant epilepsy. Arch Neurol 44: 907–910

TASSINARI CA, MICHELUCCI R, CHAUVEL P, et al. (1996) Double-blind, plazebo-controlled trial of topiramate (600 mg) for the treatment of refractory partial epilepsy. Epilepsia: 763–768

TATUM WO, ZACHARIAH SB (1995) Gabapentin treatment of seizures in acute intermittent porphyria. Neurology 45: 1216–1217

TAVERNOR SJ, WONG ICK, NEWTON R, BROWN SW (1995) Rechallenge with lamotrigine after initial rash. Seizure 4: 67–71

THANEDAR S, ROSENFELD WE (1995) Topiramate well tolerated by pediatric patients. Epilepsia 36 (Suppl. 4): 34

THEODORE WH, RAUBERTAS RF, PORTER RJ, et al. (1991) Felbamate: a clinical trial for complex partial seizures. Epilepsia 32: 392–397

THOMPSON G, KUZNIECKY R, FAUGHT E (1993) Long-term felbamate add-on therapy in intractable atypical absence seizures. Neurology 43 (Suppl 2): A 308 (Abstract)

THURLOW RJ, BROWN JP, GEE NS, et al. (1993) [^{3}H]-gabapentin may label a system-L like neutral amino acid carrier in brain. Eur J Pharmacol 247: 3441–3445

TIMMINGS PL, RICHENS A (1992) Lamotrigine as an add-on drug in the management of Lennox-Gastaut syndrome. Eur Neurol 32: 305–307

TRUDEAU VL, KILGORE MB, POULTER CJ, et al. (1996) A multicenter, open-label extension study of gabapentin (Neurontin) monotherapy in pediatric patients with benign epielpsy with centrotemporal spikes (BECTS). Epilepsia 37 (Suppl. 5): 111

UK Gabapentin Study Group (1990) Gabapentin in partial epilepsy. Lancet 335: 1114–1117

US Gabapentin Study Group No 5 (1993) Gabapentin as add-on therapy in refractory partial epilepsy: a double-blind, plazebo-contolled, parallel-group study. Neurology 43: 2292–2298

US Gabapentin Study Group (1994) The long-term safety and efficacy of gabapentin (Neurontin) as add-on therapy in drug-resitant partial epilepsy. Epilepsy Res 18: 67–73

ULDALL P, ALVING J, GRAM L, et al. (1991) Vigabatrin in pediatric epilepsy – an open study. J Child Neurol 6 (Suppl 2): S38-S44

ULDALL P, HANSEN FJ, TONNBY B (1993a) Lamotrigine in Rett-syndrome. Neuropediatrics 24: 339–340

ULDALL P, ALVING J, GRAM L, HÖGENHAVEN H (1995) Vigabatrin in childhood epilepsy: a 5-year follow-up study. Neuropediatrics 26: 253–256

ULDALL P, SOMMER B (1994) Lamotrigine in children: best in generalized epilepsy? Epilepsia 35 (Suppl 7): 61 (Abstract)

ULDALL P, BULTEAU C, PEDERSEN SA, et al. (1995) Single-blind study of safety, tolerabilty, and preliminary efficacy of tiagabine as adjunctive treatment of children with epilepsy. Epilepsia 36 Suppl. 3): S148

ULDALL P, SOMMER B (1996) Behandling af borneepilepsi med lamotrigin. En vurdering af affekten ved forskellige epilepsiformer. Ugeskr Laeger 158: 1973–1976

UVEBRANT P, BAUZIENÈ R (1994) Intractable epilepsy in children. The efficacy of lamotrigine treatment, including non-seizure-related benefits. Neuropediatrics25: 284–289

VAN PAESSCHEN W, DUNCAN JS, JOHNSON CL, CONNELLI A (1996) Vigabatrin (Sabril) as first-line monotherapy in newly diagnosed epilepsy: No evidence of neuropathological changes on quantitative MRI using T_2 relaxation time mapping. Epilepsia 37 (Suppl. 4): 163

VAUZELLE-KERVROEDAN F, FEY E, CIEUTA C, et al. (1996) Influence of concurrent antiepileptic medication on the pharmacokinetics of lamotrigine as add-on therapy in epileptic children. Br J Clin Pharmacol 41: 325–330

VEGGIOTTI P, CIEUTA C, REY E, DULAC O (1994) Lamotrigine in infantile spasms. Lancet 344: 1375–1376

VIGEVANO F, CILIO MR, FABERI A, et al. (1995) Vigabatrin versus ACTH in the treatment of infantile spasms. Epilepsia 36 (Suppl. 3): S 265

VILLENEUVE N, DULAC O, CHIRON C, DUMAS C (1996) Vigabatrin in infantile spasms due to tuberous sclerosis. Epilepsia 37 (Suppl. 4): 118

VLES JSH, VAN DER HEYDEN AMHG, GHIJS A, TROOST J (1993) Vigabatrin in the treatment of infantile spasms. Neuropediatrics 24: 230–231

VOLLMER K-O, ANHUT H, THOMAN P, et al. (1989) Pharmacokinetic model and absolute bioavailability of the new anticonvulsant gabapentin. Adv Epileptology 17: 209–211

WALKER MC, PATSALOS PN (1995) Clinical pharmacokinetics of new antiepileptic drugs. Pharmacol Ther 67: 351–384

WALKER MC, SHARIEF MK, SANDER JWAS, et al. (1996) A double-blind, plazebo-controlled trial of topiramate in refractory partial epilepsy with open-label continuation. Epilepsia 37 (Suppl. 4): 80

WALLACE SJ (1990) Add-on trial of lamotrigine in resistant childhood seizures. Brain and Dev 12: 734

WALLACE SJ (1993) Lamotrigine: useful therapy for astatic seizures. Neuropediatrics 24: 172

WALLACE SJ (1994) Lamotrigine – a clinical overview. Seizure 3 (Suppl A): 47–51

WARNER T, PATSALOS PN, PREVETT M, ELYAS AA, DUNCAN JS (1992) Lamotrigine-induced carbamazepine toxicity: an interaction with cabamazepin–10,11-epoxide. Epilepsy Res 11: 147–150

WHEATLEY PL, MILLER AA (1989) Effects of lamotrigine on electrically induced afterdischarge duration in anaesthesised rat, dog, and marmoset. Epilepsia 30: 34–40

WOLF P (1992) Lamotrigine: preliminary clinical observations on pharmacokinetics and ineractions with traditional antiepileptic drugs. J Epileps 5: 73–79

WOLF SM, SHINNAR S, KANG H, et al. (1996) Gabapentin toxicity in children manifesting as behavioral changes. Epilepsia 36: 1203–1205
WONG V (1995) Open label trial with vigabatrin in children with intractable epilepsy. Brain Develop 17: 249–252
WONG ICK (1996) Survey of the perceived efficacy and adverse reaction of gabapentin, lamotrigine and vigabatrin. Epilepsia 37 (Suppl. 4): 80
YLINEN A, SALMENPERÄ T, CLARK T, et al. (1995) Effect of 10 years of vigabatrin therapy on socioeconomic status. Epilepsia 36 (Suppl. 3): S107
YUEN AWC, RAFTER JWE (1992) Lamotrigine ('Lamictal') as add-on therapy in pediatric patients with treatment-resistant epilepsy: an overview. Epilepsia 33 (Suppl 3): 83–83

Sachwortverzeichnis

Eine neue Ära der Epilepsietherapie beginnt hier . . .

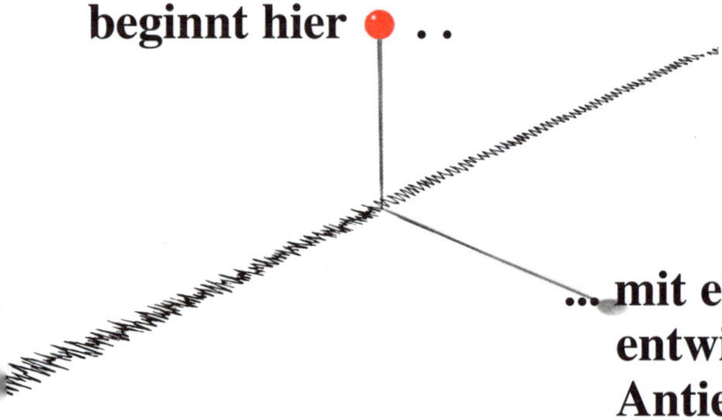

... mit einem gezielt entwickelten Antiepilektikum

SABRIL®

VIGABATRIN

Erhöht den Spiegel des Neurotransmitters GABA durch spezifische GABA-Transaminase-Hemmung.

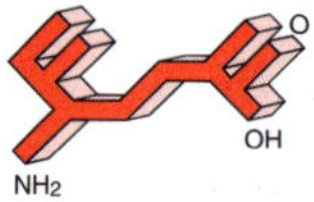

Therapieerfolg bei 50% bisher refraktärer Epilepsiepatienten.

Besonders effektiv bei partiellen Anfällen: Reduktion oder Häufigkeit und/oder Intensität.

Schnelles Ansprechen der Therapie.

Keine Blutspiegelüberwachung erforderlich.

Gute Verträglichkeit, dokumentiert an über 4.000 Patienten.

Spezifische GABA-Transaminase-Hemmung zur Behandlung der unkontrollierbaren Epilepsie